Ayurveda und Yoga –
Prävention und Selbstheilung durch Bewusstwerdung

KLAUS-RUPPRECHT WASMUHT

Ayurveda und Yoga

Prävention und Selbstheilung durch Bewusstwerdung

Ein kleiner Wegweiser für ein erfüllendes und glückliches Leben

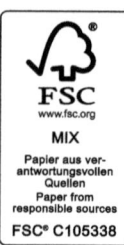

Bibliografische Information der Deutschen Nationalbibliothek
Die Deutsche Nationalbibliothek verzeichnet diese Publikation
in der Deutschen Nationalbibliografie; detaillierte bibliografische
Daten sind im Internet über http://dnb.d-nb.de abrufbar.

Umschlagdesign, Satz, Herstellung und Verlag:
BoD - Books on Demand, Norderstedt
ISBN 978-3-7481-1419-2

Inhalt

Einleitende Vorbemerkungen

Dieses Buch ist nicht dazu gedacht, Diagnosen aufzustellen oder Verschreibungen zu empfehlen. Die hierin enthaltenen Informationen sind in keiner Weise als Ersatz für eine Konsultation mit einem ordnungsgemäß lizenzierten medizinischen Fachpersonal anzusehen.

Dieses Buch ist auch nicht als eine Art Gebrauchsanweisung konzipiert und erhebt auch nicht den Anspruch, eine systematische Darstellung zu bieten.

In zahlreichen ins Deutsche übersetzten Ayurveda- und Yoga-Handbüchern sind bereits in den letzten Jahrzehnten in der westlichen Hemisphäre einzelne Komponenten der ayurvedischen Medizin und des Yoga sehr ausführlich beschrieben und detaillierte Anweisungen, Maßnahmen, Verhaltensregeln für eine gesunde Lebensweise wiedergegeben.

Diese sehr lesenswerten Quellen berichten, wie Kräfte des Körpers zum Beispiel durch Körperübungen (Asanas), Atemübungen, konstitutionsgerechte Ernährung und vieles mehr entwickelt und gefördert werden können.

Der interessierte Leser möge sich in diesen Werken (siehe einige Quellenangaben)[1] direkt informieren. Dem etwas hier hinzufügen zu wollen, wäre ein »Füllsel« ohne wirkliche Bereicherung, auf das ich verzichte.

Dieses Buch ist vielmehr als ein kleiner Wegweiser gedacht, der den Leser bei seiner Wanderung auf dem Pfad ayurvedischer Weisheit in Verbindung mit Yoga begleiten möge und die einzelnen Etappen dieses Weges durch Hinweise markiert. Hierdurch möge der Leser zum Nachdenken angeregt werden und Schritt für Schritt bewusster vorwärtsschreiten.

An dieser Stelle sei darauf hingewiesen, dass im Hinblick auf Yoga den im westlichen Kulturkreis weniger bekannten ethischen Grundsätzen der ersten beiden Glieder des klassischen Ashtanga-Yoga (Yogasutra von Patañjali) in erster Linie Aufmerksamkeit geschenkt wird.

Zur Erleichterung des Verständnisses ayurvedischer und yogischer Weisheiten werden zahlreiche Vergleiche angeführt, die mit Auffassungen westlicher Lebensführung korrespondieren.

Mir als Autor dieses Buches liegt es mehr am Herzen, die ineinandergreifenden Wesensmerkmale zu skizzieren, als eine detaillierte Darstellung zu präsentieren.

Etappe 1
Der erste Hinweis richtet sich in dem Prolog auf die Notwendigkeit, die Unwissenheit zu beseitigen. Den Schlüssel hierzu bietet der Symbolgehalt des kosmischen Tanzes des Gottes Shiva.

Etappe 2
Der folgende Abschnitt »Mesokosmos Mensch« beabsichtigt die Unermesslichkeit des Universums anzudeuten und den Menschen – so unbedeutend er bei diesem Hintergrund erscheinen mag – als ein hoch entwickeltes lebendiges geistiges Wesen zu erkennen, das in einer äußerst komplexen Beziehung von Wechselwirkungen und Rückkopplungen sowohl mit seiner Innenwelt als auch der Außenwelt steht.

Etappe 3
Hier erfolgt ein Hinweis auf älteste philosophische Richtungen indischen Ursprungs, in denen bereits fundamentale Prinzipien des ayurvedischen Heilwesens und des Yoga, wie Bewusstsein, Geist, Seele, Naturelemente und weitere Daseinsfaktoren, zum Ausdruck kommen.

Etappe 4
Von Anbeginn besteht die Welt nach der ayurvedischen Lehre aus fünf Elementen (Pancha Boothas): dem Raum (Akash), der Luft (Vayu), dem Feuer (Agni), dem Wasser (Apas/Jal) und der Erde (Prithvi). Sie bestimmen alles: das Wesen der Steine, Pflanzen, Tiere und Menschen. Der Mensch gilt zwischen Mikrokosmos und Makrokosmos als Mesokosmos der Welt. Alle Elemente finden sich auch in seinem Körper wieder, so zum Beispiel auch in seinen fünf Sinnen: im Hören (Raum), im Sehen (Feuer), im Riechen (Erde), im Fühlen (Luft) und im Schmecken (Wasser).

Die physische Konstitution (Dosha) Vata, Pitta, Kapha gibt Aufschluss über die biophysische Grundstruktur, die bei jedem Menschen unterschiedlich zusammengesetzt ist. Die Erkenntnis der eigenen Konstitution ermöglicht auch die Andersartigkeit des Mitmenschen anzuerkennen. Mit diesem Verständnis möge auch mehr Toleranz gegenüber der Andersartigkeit des Mitmenschen entgegengebracht werden.

Etappe 5

Neben der physischen Konstitution ist die geistige Konstitution – Tri-Gunas (Sattva, Rajas, Tamas) – im Ayurveda von elementarer Bedeutung, sowohl für das Denken, Handeln als auch für das Wohlbefinden und die bewusste Lebensentfaltung des Menschen.

Die Eigenschaften der Tri-Gunas, wie Sattva (Licht, Klarheit), Rajas (Aktivität, Bewegung) und Tamas (Trägheit, Dunkelheit) wurden zuerst in der Sāṃkhya-Philosophie systematisiert und sind später auch im Vedanta berücksichtigt worden. Sie werden auf kosmischer Ebene auch als feinstoffliche Materie interpretiert. Sie bilden die qualitativen Eigenschaften der Urmaterie (Prakriti).

Im Gegensatz zu den Doshas, die bereits bei der Konzeption festgelegt werden, ist bei den Gunas eine Entwicklung möglich. Diese kann in Bewusstseinserweiterung und spiritueller Entwicklung stattfinden und im Denken und Handeln zum Ausdruck kommen.

Daher wird den drei Gunas auch im Yoga besondere Aufmerksamkeit gewidmet und der Yoga-Übende angeregt, sein Leben von der Trägheit zur Bewegung, von der Aktivität hin zur Klarheit auszurichten und schließlich auch Sattva zu transzendieren.

Die Bhagavadgita, von den Hindus auch als Quintessenz der Veden aufgefasst, beschreibt im 14., 17. und 18. Kapitel ausführlich die elementare Bedeutung der Gunas für den Menschen.

Etappe 6

Eine Betrachtung von Körper, Geist und Seele wird hier mit der Hinwendung zur modernen Medizin und der Frage »Medizin ohne Seele« eingeleitet. Dieses komplexe Thema wird seit alters her vehement disputiert und kulminierte in der kartesischen Ontologie in der Trennung von Körper und Seele. Dieser Auseinandersetzung trete ich nicht bei, sondern streife Gebiete des Placebos/Nocebos, der Psychosomatik und die neueren Forschungsgebiete der Sozio-Psycho-Neuro-Endokrino-Immunologie und der interpersonalen Neurobiologie, in denen die daraus gewonnene Erkenntnis zu einer Wiederherstellung der Einheit von Körper und Seele führt.

Insbesondere die Wechselwirkungen zwischen negativen und positiven psychischen Faktoren auf das Immunsystem gilt es hier näher zu erkennen, da diesen im Ayurveda und Yoga besondere Bedeutung beigemessen wird, wie im späteren Abschnitt Gesundheit und Krankheit und im Schlusskapitel angesprochen.

Etappe 7

Zur Orientierung auf dem Wege der Selbsterkenntnis führt hier das zentrale Schlüsselthema des Ayurveda und Yoga in bewusster Auseinandersetzung mit dem SELBST in Abgrenzung zum ICH.

Je nach Tiefe seiner Erkenntnis lebt der Mensch in grober, träger Form (Tamas), in bewegter oder lebendiger Form (Rajas) oder lichter oder selbstbewusster Form (Sattva).

Im Selbst (»Swasthya«) ruhen bedeutet nicht nur frei von Krankheit zu sein, sondern in sinnlicher Klarheit zu sein, psychisch-geistige Gesundheit zu haben und spirituelle Verwirklichung zu leben. Kurz ausgedrückt: im Urvertrauen geborgen zu sein.

Etappe 8

Der weitere Weg führt nun zur Prävention und Selbstheilung.

Das Gesundheitswesen des Ayurveda beschäftigt sich überwiegend mit der Vermeidung von Krankheiten. Dies ist ein fundamentaler Unterschied zur klassischen Medizin!

Der Behandlung von Krankheiten auch unter dem Aspekt der Selbstheilung wird selbstverständlich dann Aufmerksamkeit gewidmet, wenn trotz Vorbeugung sich eine Krankheit abzeichnet.

Anknüpfend an die oben beschriebenen Auswirkungen negativer psychischer Faktoren auf das Immunsystem werden hier beispielhaft einige Haupterkrankungen und Leiden des Geistes mit Fokus auf depressive Störungen aus ayurvedischer Sicht beurteilt. Die hier dargestellten verschiedenen Behandlungsmethoden verdeutlichen die ganzheitliche Herangehensweise der ayurvedischen Medizin, die ineinandergreifend gleichzeitig Physis, Psyche und Spiritualität berücksichtigt.

Etappe 9

Zum Ausklang wird noch einmal die magische Verbindung von Yoga und Ayurveda angesprochen. Hier sind die Auswirkungen der erwähnten positiven psychischen Einflussfaktoren auf das Immunsystem und schließlich die Beziehung der Verwirklichung ethischer Verhaltensweisen auf das Bewusstsein von besonderer Bedeutung. Yoga bedeutet im tieferen Sinne Bewusstseinserweiterung und spirituelle Entwicklung und somit eine Vervollkommnung des menschlichen Daseins.

Epilog

Ein Rückblick beschließt die Reise. Möge der Leser prüfend und nachdenkend verweilen, in der Vision ein inneres Bild der Zukunft gestalten, das ihn mit Zuversicht erfüllen und auf dem weiteren Lebensweg sicher führen möge.

Prolog

Die moderne Wissenschaft der westlichen Welt hat diverse Mittel gefunden, um einen Lebensstandard jenseits vom Existenzminimum zu ermöglichen. Sie hat jedoch wenig dazu beitragen können, innere Selbstverwirklichung und wahre emotionale Zufriedenheit zu ermöglichen. Der größere materielle Wohlstand geht mit einem bedauernswerten Anstieg von psychischen Erkrankungen, Drogenabhängigkeit, Suiziden, Kriminalität, Korruption und Gewalt einher.

In der östlichen Welt hat der Mensch hingegen emotionale und spirituelle Techniken entwickelt, die zur Erkenntnis der Verbundenheit mit dem Metaphysischen führen. Die entsprechende Lebensführung hat denjenigen ermöglicht sich von existentiellen Zweifeln und Leid innerlich zu befreien. Es ist jedoch den meisten Menschen bisher nicht gelungen, die drängenden Fragen des alltäglichen Lebens zu lösen und die Lebensumstände zu verbessern.[2]

Erkenntnis: Materieller Wohlstand allein bedeutet noch nicht ein glückliches Leben und spirituelle Freiheit in materieller Not bietet keine ausreichende Lebensgrundlage.

Frage: Wie kann in dem sozialen Umfeld das eine mit dem anderen verbunden werden, um ein erfülltes und frohes Leben in der Gemeinschaft zu ermöglichen?

Die Titelseite zeigt Shiva als Nataraja (»König des Tanzes«) im kosmischen Tanz, tanzend auf Apasmara, dem »Dämon der Unwissenheit«. Im Tanz zerstört Shiva die Unwissenheit.

»Die wesentliche Bedeutung von Shivas Tanz ist dreifach: Erstens ist es das Bild seines rhythmischen Spiels als Quelle aller Bewegung im Kosmos, die durch den Bogen dargestellt wird. Zweitens, der Zweck seines Tanzes ist es, die unzähligen Seelen der Menschen aus der Schlinge der Illusion zu befreien. Drittens der Ort des Tanzes, Chidambaram, ist das Zentrum des Universums, im Herzen.«[3]

Was sagt uns Shiva als Symbol der Quelle aller Bewegung im Kosmos – Befreiung aus der Schlinge der Illusion – das Herz als Zentrum des Universums?

Befreiung aus der Illusion wird heute gerne durch Selbstverwirklichung erstrebt. Ist dieser Wunsch nicht allerdings bereits Ausdruck einer Illusion? Sri Ramana Maharshi[4] beantwortet diese Frage wie folgt:

»Der Wunsch nach Verwirklichung des Selbst ist zugleich Ausdruck einer Mangelerscheinung. Der eigentliche Charakter dieses Lebensgefühls verbirgt sich als Geheimnis, dessen Bedeutung sich nur wenigen Menschen offenbart.«

Das führt zu der Frage: Was ist der eigentliche Charakter dieses Selbst-Lebensgefühls, das sich als Geheimnis verbirgt und sich nur wenigen Menschen offenbart?

Wie würde sich das Leben miteinander gestalten, wenn es der Menschheit gelingen sollte, dieses Geheimnis zu lüften? Würde die Mannschaft im »Raumschiff Erde« ihre Koexistenz in einem kooperativen Teamgeist gestalten können, statt in einem vom Wettbewerb diktierten kampfbetonten »survival oft the fittest«?

Mit anderen Worten »Gesunderhaltung« statt »Verkrankung«!

»Ayurveda und Yoga – Prävention und Selbstheilung durch Bewusstwerdung« ist ein Versuch, den eigentlichen Charakter »dieses Lebensgefühls«, im Hinduismus »Swasthya« genannt, aus dem Verborgenen bewusst werden zu lassen.

Swasthya oder im Selbst ruhen ist naturbedingt frei von pathologischen Aspekten. Erst durch Fehlbeurteilung der Lebensumstände und nachfolgendes Fehlverhalten tauchen Probleme auf, die sich negativ auswirken. Ursache für diese Abfolge sind mangelnde Erkenntnis, mangelndes Bewusstsein über die Wirkzusammenhänge komplexer Lebensprozesse und dadurch fehlgeleitete Lebensführung.

Diese Unwissenheit beziehungsweise Fehlbeurteilung hat im Zusammenleben der Menschen von frühesten Anfängen bis in die Gegenwart zu sozialen Konflikten und kriegerischen Auseinandersetzungen im politischen und religiösen Umfeld sowie im wirtschaftlichen Umgang miteinander, aber auch in zahlreichen weiteren Lebensbereichen geführt.

Die Welt ist in den letzten Jahrzehnten ein großes Dorf geworden, in wenigen Stunden kann jeder Punkt der Erde angeflogen werden.

Sind wir allein schon deshalb zu Weltbürgern geworden? Oder sehen wir die Geschehnisse zu sehr aus unserer eigenen Brille, wenn nicht rosa gefärbten

Brille, konditioniert von früher Jugend an, geprägt vom sozialen Umfeld, starrköpfig blockiert in Dogmen und Automatismen?

In diesem Buch wird der Ansatz des Ayurveda in Verbindung mit Yoga erläutert, der primär vorbeugend und gesundheitsfördernd ausgerichtet ist, der mit der Eigenaktivität des Patienten in leiblicher, seelischer und geistiger Hinsicht rechnet, der die Bewusstwerdung von Wirkzusammenhängen der Selbstordnung und Selbstheilung in den Mittelpunkt seiner Bemühungen stellt.

Die anzustrebende Schwerpunktverlagerung von einer rein kurativen zu einer präventiv-kurativen Medizin und schließlich einer Medizin, die vorrangig das Ziel einer Prävention durch Gesundheitsförderung verfolgt, erfordert ein Verständnis ganzheitlicher komplexer Wechselwirkungen, ein Verständnis individueller Dynamik und ein Verständnis der Gestaltung der Lebensverwirklichung eines Menschen in Gesundheit und Vermeidung von Krankheit.

1. Mesokosmos Mensch

Kosmischer Staub Mensch und was noch?

Es gibt Bereiche des Lebens, über die wir nichts wissen. Wenn wir jedoch auf sie das Prinzip der Analogie (in der Philosophie eine Form der Übereinstimmung hinsichtlich gewisser Merkmale) anwenden, erweitern wir unser Verständnis über diese Bereiche hinaus. Das Prinzip der Analogie offenbart sich als universelles Gesetz auf den verschiedenen Ebenen des materiellen, geistigen und spirituellen Universums.[5]

Bereits die Ausbreitung der Galaxien erscheint für die Menschen gigantisch, eine Größenordnung, die kaum zu erfassen ist und die atomaren Abstände erscheinen den Menschen beispielsweise sehr winzig.

Letztlich ist diese Ähnlichkeit der unterschiedlichen Daseinsebenen auf den geistigen Bewusstseinsstand zurückzuführen.[6]

Mesokosmos wird in der Philosophie der Gegenstandsbereich für den Menschen anschaulich erfassbarer Objekte bezeichnet. Dieser wird als Zwischenbereich zwischen Mikrokosmos und Makrokosmos aufgefasst. Der Mesokosmos ist insofern wichtig, da er den Wahrnehmungsbereich vorgibt, von dem aus Menschen den Makrokosmos und den Mikrokosmos beschreiben können.[7]

Bewusstsein lässt sich mit der Spitze eines Eisbergs vergleichen und das Unbewusste mit dem verborgenen wesentlich größeren Teil des Eisbergs.

Ähnlich verhält es sich mit der sinnlichen Wahrnehmungsfähigkeit des Menschen. Bereits eine grobe Beurteilung der menschlichen Sinne lässt erkennen, in welchen beschränkten Bereichen wir sehen und hören können.

Klangspektrum

Menschen können lediglich Schwingungen mit einer Frequenz von 20 Hertz bis zu 16.000 Hertz (maximal 20.000 Hertz) hörend wahrnehmen.

Elefanten, Rinder und Insekten hingegen hören sehr tiefe Geräusche, deren

Schallwellen sich über lange Distanzen unter 16 Hertz ausbreiten. Tauben können sogar Töne im 0,1-Hertz-Bereich wahrnehmen.

Im Hörbereich der hohen Frequenzen sind Igel, Hunde, Delfine und Fledermäuse dem Menschen überlegen. Fledermäuse können Töne bis zu 200.000 Hertz wahrnehmen.

Abgesehen von dem Klangphänomen als physikalische Erscheinung ist der Klang in zahlreichen Schöpfungsmythen von besonderer Bedeutung.

Für Joachim-Ernst Berendt, dem langjährigen Jazzredakteur des Südwestfunks Baden-Baden, ist der Klang das durchgehende Prinzip der Schöpfung. [8]

Ein harmonikales Prinzip sah er nicht nur in der Musik aller Kulturen, sondern auch in der Natur (Fauna und Flora) und im Weltall, in den Bahnen und Schwingungen der Planeten. Sauerstoffteilchen schwingen in C-Dur, die Halme einer Bergwiese »singen«, bei der Photosynthese entstehen Dreiklänge.

Berendt meinte, Kopernikus müsse man wörtlich nehmen. Gott selbst habe die Welt aus dem Klang geschaffen, deshalb weise alle Musik auf Gott oder Götter zurück.

Die Bibel betont an mehreren Stellen die Bedeutung des Klanges und des Lichts. »Im Anfang war das Wort, und das Wort war bei Gott, und Gott war das Wort.[9] Dasselbe war im Anfang bei Gott. Alle Dinge sind durch dasselbe gemacht, und ohne dasselbe ist nichts gemacht, was gemacht ist.[10] In ihm war das Leben, und das Leben war das Licht der Menschen.[11] Und das Licht scheint in der Finsternis, und die Finsternis hat's nicht begriffen.«[12]

Nach der indischen Philosophie ist die Welt Klang (Nada Brahma). Der Klang von Nada steht für die Ursilbe OM.[13]

OM ist das erhabenste Symbol der hinduistischen Metaphysik.

Als transzendentaler Urklang bezeichnet OM Vibrationen, aus denen das gesamte Universum entstand. OM steht als Klang für den Anfang, ohne Materie. Darauf aufbauend entstand das Wahrnehmbare, das materielle Universum. So viel sei hier zu OM erwähnt.

Besondere Bedeutung wird der Wirkung des OM-Singens in der Yogapraxis beigemessen für mehr Bewusstsein für Körper und Geist, zum Erkennen des Selbst und Zurückbringen zur wesenseigenen Urnatur.[14]

Nach Professor Klaus Fessmann, Pianist, Komponist und Klangkünstler, ist »Klang und Musik lebensnotwendig. Klang und Musik wenden nicht nur die Not, sondern verhindern sie und die Angst dazu«.[15]

»Als ich mit einer Gruppe von ADHS-Kindern im Klinikum Esslingen mit Klangsteinen im Kreis auf dem Boden saß und wir spielten, wussten sie plötzlich, was sie mit ihren Händen und ihrem Bewegungsdrang anzufangen hatten:

Sie stiegen in die Bewegung der Musik der Steine ein, die so war wie sie selbst: wie ihr Spüren und Fühlen, ihr Sein und ihre Art des Denkens. Sie brauchten kein Ritalin, keine Therapien, Vorschriften oder dergleichen, sondern nur sinnerfülltes und sinnerfüllendes Bewegen und Mit-Tönen in ihrer Musica Humana.«

Elektromagnetisches Spektrum

Im elektromagnetischen Spektrum ist das Lichtspektrum mit Wellenlängen zwischen ca. 380 und 780 Nanometer der für das menschliche Auge sichtbare Teil.

Am Anfang des Spektrums befinden sich die kurzwelligen und damit energiereichen Gammastrahlen, deren Wellenlänge bis in atomare Größenordnungen reicht. Am Ende stehen die Längstwellen, deren Wellenlängen viele Kilometer betragen.

Licht ist – wie Feuer – eines der bedeutendsten Phänomene aller menschlichen Kulturen. »Licht wirft keinen Schatten.«[16] Die Existenz des Schattens ist vom Licht abhängig, aber das Licht ist nicht vom Schatten abhängig und kann vom Schatten nie erreicht werden.

Auch wenn für das physische Auge des Menschen nur ein beschränkter Teil des elektromagnetischen Spektrums sichtbar ist, hat das »geistige« Auge eine erheblich weiter reichende Vorstellung von Licht hervorgebracht.

So hat die Menschheit erstaunliche Entdeckungen gemacht, seitdem Prometheus den Menschen das Feuer gebracht hat und als Urheber der menschlichen Zivilisation gilt. Insbesondere ermöglichte die Entdeckung der Stromerzeugung in der Neuzeit den elektrischen Antrieb und die Energieversorgung über große Entfernungen. Die klassische Elektrodynamik wurde durch die Quantenelektrodynamik (quantenfeldtheoretische Beschreibung des Elektromagnetismus) erweitert. Die Atomenergie zeigt zudem die Schattenseiten menschlichen Tuns auf: Sowohl die A-Bomben-Abwürfe auf Hiroshima und Nagasaki als auch die Desaster von Tschernobyl und Fukushima – um nur die monströsesten Entgleisungen zu nennen – verursachten und verursachen immer noch unbeschreibliche Leiden.

Lichtvoller erscheinen die nachfolgend erwähnten Betrachtungsweisen, sowohl naturwissenschaftlicher als auch spiritueller Art, die in der Kernaussage übereinstimmen.

Nach Frido Mann und Christine Mann, den Autoren des Buches »Es werde Licht: Die Einheit von Geist und Materie in der Quantenphysik«[17], ermöglicht der Umbruch in den Naturwissenschaften durch die Quantentheorie eine ganzheitliche Sicht der Welt und des Menschen, indem der Gegensatz von Idealismus und Materialismus überwunden wird.

Nach dem spirituellen Lehrer Chinmoy Kumar Ghose (bekannt als Sri Chinmoy) nimmt das Licht die Menschheit mit all ihren Unvollkommenheiten an und versucht die menschliche Unwissenheit zu erleuchten, so dass das menschliche Leben zum göttlichen Leben erhoben werden kann.[18]

Mehr zur heilenden Wirkung des Lichts enthält das Schlusskapitel: Ayurveda und Yoga.

Unermesslichkeit des Universums

Die folgenden Ausführungen halte ich für besonders wichtig, um dem interessierten Leser zu verdeutlichen, wie fortschrittlich die Denkweise der alten Weisen Indiens bereits vor mehreren Jahrtausenden nicht nur im Bereich der Kosmologie, sondern auch in anderen Wissensgebieten, wie zum Beispiel auf dem Gebiet der Medizin war.

Die angeblich moderne medizinische Wissenschaft mit ihrem Anspruch auf wissenschaftliche Nachweisbarkeit innerhalb der Grenzen determinierter materialistisch-biochemischer Wirkungsweisen erscheint im Vergleich hierzu recht rückständig.

Besonders erwähnt sei hier, dass allerdings die moderne Physik und neuere Entwicklungen der Medizin zu Erkenntnissen gelangen, die übereinstimmend mit der jahrtausendealten fernöstlichen Weisheit erscheinen. So rückt zum Beispiel die im dritten Kapitel erörterte Thematik von Geist und Materie – ein für das

Heilwesen des Ayurveda außerordentlich bedeutendes Gebiet – mehr und mehr in den Fokus der modernen Medizin.

Eine knappe Gegenüberstellung dieser bereits vor langer Zeit erkannten komplexen Zusammenhänge sei daher zu einem besseren Verständnis dem alten Wissen gegenüber kurz aufgezeigt und um mögliche Vorurteile auszuräumen.

Den geneigten Leser weise ich an dieser Stelle darauf hin, dass die nun nachfolgenden Ausführungen hinsichtlich kosmologischer Ansichten ihm möglicherweise zu abstrakt und unbegreiflich erscheinen. Sollte dies der Fall sein, so empfehle ich ihm oder ihr diese Bemerkungen zu überspringen und bei dem nachfolgenden Untertitel weiterzulesen.

Ich beginne nun dieses Kapitel mit einer (Kurz-)Beschreibung Krishnas von der Unermesslichkeit des Universums in der Bhagavadgita.[19]

Krishna sagt: »Ich bin in allen Herzen. Ich wohne überall im Kosmos als Bewusstsein. Versuche dir die ungeheure Weite und schwindelerregende Unbeständigkeit des gesamten materiellen Universums zu vergegenwärtigen, Arjuna – dann beginnst du gerade mal, eine Ahnung von meiner absoluten Beständigkeit zu gewinnen. Indem du über die totale Unermesslichkeit des Kosmos nachsinnst, beginnst du, schwache Anzeichen des unbegreiflichen Ausmaßes meiner Allgegenwart zu erfassen.«

Betrachten wir nun den geistigen Blickwinkel des Okzidents.

Wie eingeengt in zeitlichen und räumlichen Dimensionen waren noch vor wenigen Jahrhunderten die Vorstellungen von Religion und Wissenschaft in der westlichen Hemisphäre!

Vor weniger als 400 Jahren behaupteten religiöse Autoritäten und Wissenschaftler, zum Beispiel Bischof J. Usher, dass »unser« Planet am 23. Oktober 4004 vor Christus um 9 Uhr entstanden sei. Im 17. Jahrhundert kalkulierten alle Gelehrten im Okzident – sowohl die geistigen als auch die weltlichen – in diesen kleinen zeitlichen und räumlichen Dimensionen.

Und heute? Die populäre »Big-Bang-Theorie« verlegt die Weltentstehung auf etwa 13,7 Milliarden Jahren vor unserer Zeitrechnung.

Dies erscheint immer noch in kleinen zeitlichen und räumlichen Dimensionen berechnet, wenn man Überlegungen heranzieht, wie zum Beispiel die der aktuellen Loop-Quantenkosmologie, die zu erklären versucht, was vor dem Urknall passiert ist.

Eine Weiterentwicklung der Loop-Quantenkosmologie führt zu einem Modell eines zyklischen Universums, das sich immer abwechselnd bis in einem maximalen Ausmaß ausdehnt und anschließend zusammenbricht.

Erstaunlich ist, dass dieses Weltbild – wir neigen zu sagen »ein Gedankenspiel« – schon vor mehreren tausend Jahren im Geist der Hindus vorhanden war.

Ein Brahma oder Herr der Schöpfung lebt 100 Brahma-Jahre. Jedes Jahr besteht aus 360 Brahma-Tagen und ein Brahma-Tag (Kalpa) währt 4.320.000.000 Menschenjahre.[20]

Auf einen Brahma-Tag folgt eine ebenso lange Brahma-Nacht. Ein kompletter Weltenzyklus dauert demnach 4.320.000.000 × 2 × 360 × 100 = 311.040 Milliarden Menschenjahre. Im Anschluss daran folgen weitere entsprechende Zyklen.

Dies mag für »normale« Geister wie ein utopisches Gedankenspiel erscheinen, denn eingestimmt auf die Urknalltheorie erscheint diese zeitliche Spanne unfassbar.

Auch wenn es sich anbietet, diese Feststellung nicht konform mit moderner wissenschaftlicher Erkenntnis zu sehen, liegt es nahe anzunehmen, durch Darstellung dieser gigantischen Dimensionen einen Bedeutungsmaßstab aufzuzeigen, um die unermessliche Größe der Götter zu demonstrieren, während der einzelne Mensch in einem »zeitlichen Nichts« verschwindet.

Bedeutung erlangt der Mensch allerdings durch Teilnahme an dem unaufhörlichen Aneinanderreihen von schöpferischen und zerstörerischen Zyklen mittels Wiedergeburten, aus denen er sich befreien kann, wenn er sich geistig entwickelt.

Dieses unermessliche Wechselspiel gigantischer Zyklen vermittelt die Botschaft von der Kraft der Erneuerung und der Vergänglichkeit des Bestehenden.

Vergangenheit, Gegenwart und Zukunft koexistieren im Absoluten. Ich wiederhole Krishna in der Bhagavadgita: »Versuche dir die ungeheure Weite und schwindelerregende Unbeständigkeit des gesamten materiellen Universums zu vergegenwärtigen, Arjuna – dann beginnst du gerade mal, eine Ahnung von meiner absoluten Beständigkeit zu gewinnen.«

Mit anderen Worten ausgedrückt ist das Beständige die schwindelerregende Unbeständigkeit.

Die dem griechischen Philosophen Heraklit zugeschriebene Metapher »alles fließt« (πάντα ῥεῖ) drückt ebenfalls aus, dass das Sein nicht statisch, sondern als ewiger Wandel dynamisch zu erfassen ist. Hinter und zugleich in dem unaufhörlichen Fluss ist die Einheit, die Einheit in der Vielheit und Vielheit in der Einheit.

Der Bestand des ewigen Wandels ist auch von Johann Wolfgang in seinem Gedicht »Eins und Alles« ausgedrückt. Hieraus sei eine Stelle zitiert.[21]

»Nur scheinbar steht's Momente still.
Das Ewige regt sich fort in allen:
Denn alles muss in Nichts zerfallen,
Wenn es im Sein beharren will.«

Diese Anmerkungen weisen drauf hin, dass das Weltbild von sehr großräumigen Zeitaltern nicht lediglich »ein Gedankenspiel« ist, sondern weitumspannende tiefsinnige Gedanken sind, die unermessliche Zeiten und Räume erfassen, die heute auch die moderne Physik beschäftigen.

Erst vor rund 400 Jahren wich zögernd das Dogma einer geozentrischen Weltordnung der Erkenntnis eines heliozentrischen Weltbildes, die allerdings auch noch unvollständig war.

Am 13. März 1781 entdeckte Herschel bei einer systematischen Himmelsdurchmusterung mit einem selbst hergestellten Spiegelteleskop den Planeten Uranus. Mit dieser Entdeckung war der Umfang des Sonnensystems auf das Doppelte angewachsen. Mit der Entdeckung des Planeten Neptun am 23. September 1846 war die Ausdehnung des Sonnensystems, bisher bei Uranus endend, wiederum um fast das Doppelte in den Weltraum hinausgerückt!

Seitdem sind die Erkenntnisse dieser erweiterten zeitlichen und räumlichen Dimensionen immer weiter fortgeschritten. Die Ausdehnung des Sonnensystems wird heute mit drei Lichtjahren angegeben.

Zur Veranschaulichung sei erwähnt, dass ein Lichtjahr der Entfernung entspricht, die das Licht bei einer Ausbreitungsgeschwindigkeit von knapp 300.000 km/s in einem Jahr zurücklegt, was ungefähr einer Entfernung von 9,5 Billionen Kilometern entspricht.

Die Sonne unseres Sonnensystems ist nur ein Stern von 100 Milliarden Sternen »unserer« Milchstraße, die sich in der Ebene über 100.000 Lichtjahre ausdehnt.

Ungefähr 40 benachbarte Galaxien bilden die Lokale Gruppe und 1.300 bis 2.000 Galaxien den Virgo-Galaxienhaufen. Bis zu 200 dieser Galaxienhaufen bilden wiederum den Virgo-Superhaufen.

Damit sind wir noch längst nicht am Ende unserer Betrachtung über die Unermesslichkeit des Weltalls. Vor vier Jahren wurde von einem Forscherteam der Universität von Hawaii der Supergalaxienhaufen Laniakea (unermesslicher Himmel) beschrieben mit einer Ausdehnung von 520 Millionen Lichtjahren und ca. 100.000 Galaxien, einschließlich »unserer« Milchstraße.

Die neu gefundene Struktur rückt den Virgo-Superhaufen, der bisher als der Lokale Superhaufen galt, in den Rang eines bloßen Ausläufers von Laniakea. Neben Laniakea existieren weitere Supergalaxienhaufen unter anderem der Horologium-Supercluster mit einer Ausdehnung von 550 Millionen Lichtjahren.

Verdeutlicht wird hier der Kontrast von erst kürzlich gewonnenem kosmischem Verständnis der neuzeitlichen Wissenschaft des Okzidents gegenüber der jahrtausendealten erstaunenswerten Vorstellung des Orients.

Hier zwingt sich die Frage auf: Bestehen neben den aufgezeigten unterschiedlichen Auffassungen hinsichtlich kosmologischer Zusammenhänge ähnliche Diskrepanzen in anderen Fachgebieten, wie zum Beispiel in der Medizin?

Bei diesem gewaltigen unfassbaren Hintergrund erscheint der Mensch wirklich lediglich vergleichbar ein winziges kosmisches Staubkorn zu sein.

Professor Dr. K. V. Dilipkumar vom Varier Ayurveda College, Kottakal, Kerala, sieht hier ein Missverständnis, das er auf eine mangelnde wahre Beziehung zum Universum zurückführt.

Der Gedanke, wie ein Kieselstein am weiten Ufer zu sein, anders als andere Kieselsteine, ist das Missverständnis. Der Mensch ist vielmehr ein Teil eines lebenden Organismus, der zum Wohl des Organismus existiert und wirkt, und dieser Organismus ist das Universum.[21a]

Abgesehen von dieser Betrachtung ist aber auch ein Atom mehr als nichts, wie dessen Kernspaltung und die damit verbundene Freisetzung gewaltiger Energie verdeutlichen mag.

Die subatomare Welt eröffnet neben der schwindelerregenden Größe des Makrokosmos eine schwindelerregende Unermesslichkeit des Mikrokosmos.

So hat insbesondere in den letzten Jahrzehnten die Molekularbiologie Aufsehen erregt. 1962 erhielten Francis Crick und James D. Watson den Nobelpreis für Medizin in Anerkennung der Entschlüsselung der Doppelhelix-Struktur der DNA-Moleküle, der chemischen Verbindung, die das Erbmaterial aller Organismen darstellt.

Auch wenn seit 2003 das menschliche Genom offiziell als vollständig entschlüsselt gilt, ist die Bedeutung aller Gene noch nicht bekannt. Erwähnenswert ist hier, dass das internationale Forschungsprojekt Humangenomprojekt die These vom »genetischen Determinismus« nicht bestätigen konnte, sondern – wie Martin G. Weiß in »Die Auflösung der menschlichen Natur«[22] ausführt – zu der Erkenntnis kam, dass es keine kausal gerichtete Beziehung zwischen Genotyp und Eigenschaft gibt. Bei der Ausprägung phänotypischer Merkmale handelt es sich vielmehr um einen hochkomplexen Prozess von Wechselwirkungen und Rückkoppelungen zwischen DNS, RNS, Proteinen und Zellplasma.

So liegt es nahe, den Menschen nicht lediglich als ein »kosmisches Staubkorn« zu sehen, in dem sich bestenfalls biochemische organische Prozesse nach vorbestimmtem Muster abspielen, sondern als ein hoch entwickeltes geistiges Wesen, das in einer äußerst komplexen Beziehung von Wechselwirkungen und Rückkopplungen sowohl mit seiner Innenwelt als auch der Außenwelt steht.

Grundbegriffe: Vedanta - und Sāṃkhya - Philosophie bezogen auf Ayurveda und Yoga

Im Folgenden sei kurz die Vedanta- und Sāṃkhya-Philosophie (auch Sāṅkhya geschrieben) erläutert, da eine gewisse Kenntnis dieser philosophischen Ansätze für das Verständnis der Aussagen in diesem Buch als notwendig betrachtet wird.

Advaita-Vedanta

Im Advaita-Vedanta wird die Welt in einem monistischen System auf ein einziges Prinzip zurückgeführt. Das Sanskrit-Wort advaita bedeutet Nicht-Dualität. So ist insbesondere die Wesensidentität von Atman (der individuellen Seele) und Brahman (der Weltseele) der Kerngedanke.

Shankara (ca. 788–820 n. Chr.), einer der bedeutendsten Gelehrten des Advaita-Vedanta, bezeichnete Brahman, die Weltseele, als ohne Form und Attribute (nirguna).

Reines Sein (sat), reines Bewusstsein (cit) und reine Glückseligkeit (ananda) konstituieren das Wesen von Brahman, die nicht als qualifizierende Attribute zu verstehen sind.

In Verbindung mit der »Schwesterdisziplin« des Ayurveda, dem Yoga, kann der Mensch durch verschiedene Praktiken sich der Wahrheit annähern, unter anderem durch Meditation die Illusion (Maya) erkennen und so die Unwissenheit (Avidya) beseitigen und somit das Selbst vom Nicht-Selbst befreien und Erlösung (Moksha) erlangen.

Im dualistischen System der Sāṃkhya-Philosophie sind unter anderem die Trigunas Sattva, Rajas und Tamas von Bedeutung. So beruft sich das Medizinsystem des Ayurveda ganz wesentlich auf diese drei psychischen Konstitutionen, wie später noch näher ausgeführt wird.

In der Bhagavadgita, dem heiligen Buch der Hindus, sind beide Richtungen angesprochen. Ältere Texte lassen darauf schließen, dass Sāṃkhya einen universalen Geist als Ausgangspunkt der Vielheit voraussetzte. So ist verständlich, dass in der Bhagavadgita und anderen Texten Vedanta und Sāṃkhya, ohne sich zu widersprechen, gleichrangig positioniert sind.

Neben dem Advaita-Vedanta bestehen noch modifizierte Richtungen wie Vishishtadvaita-Vedanta (qualifizierter Nicht-Dualismus), die Dvaitadvaita-Schule (lehrt gleichzeitige Einheit und Verschiedenheit), Dvaita-Vedanta (Vedanta der Zweiheit: Atman und Brahman sind auf ewig getrennt). Daneben haben sich weitere Richtungen herausgebildet, auf die hier – um nicht den Rahmen des Buches zu sprengen – nicht eingegangen werden soll.

Sāṃkhya (auch Sāṅkhya)

Da das Medizinsystem des Ayurveda ganz wesentlich auf das philosophische System des Sāṃkhya beruht, sei hier eine kurze Erläuterung gegeben und kurz auf einige wichtige Daseinsfaktoren eingegangen:

Sāṃkhya, eine der ältesten philosophischen Richtungen indischen Ursprungs, vertritt im Rahmen seiner Metaphysik grundsätzlich einen Dualismus.

Das Weltgeschehen wird auf zwei fundamentale Prinzipien zurückgeführt, welche die wirklichkeitsbestimmenden Elemente der Welt gestalten:

1. die passiven, rein geistigen unwandelbaren Seelen, bewusster Geist (Purusha) und
2. die aktive, unbewusste »Urmaterie« oder »Natur« (Prakriti).

Krishna erklärt Arjuna in der Bhagavadgita (Kapitel 7; Vers 4-5) die zwei Aspekte – ein niederes und ein höheres Selbst – seiner Divinität. Das niedere Selbst ist das Reich der Natur (Prakriti), bestehend aus den fünf Elementen, Geist (Manas), Intellekt (Buddhi) und Ichbewusstsein (Ahamkara), die das Grundgefühl bilden als physisches Ich zu existieren. Jenseits der Welt der Natur besteht unterschiedlich von der Natur jedoch der mit der Natur zusammenwirkende spirituelle Aspekt Purusha, die Lebenskraft, Bewusstseinsquelle und „Beseeler" allen Lebens.

Purusha und Prakriti sind anfangslos (Anadi) und unendlich (Ananta). Im Urzustand besteht keine Unterscheidung zwischen den beiden.

Aus der Prakriti sollen in einem Prozess der »Entfaltung« alle weiteren Daseinsfaktoren (Tattvas) entstehen. Zusammen mit dem Purusha und der Prakriti ergibt sich eine Aufzählung von 25 Tattvas, aus denen der Gestaltungsprozess der Welt erklärt wird.

Purusha ist das Selbst, das allen fühlenden Wesen innewohnt. Es verleiht Menschen, Tieren, Pflanzen sowie Göttern Empfindungsfähigkeit und Bewusstsein.

So beschreiben auch die Upanishaden[22], eine Ordnung der Weltprinzipien, an dessen Ausgangspunkt alles Existierenden der Purusha steht, dem das »Unoffene« das Avyakta untergeordnet ist. Dem folgt der in der Welt sich manifestierende Geist, das große Selbst (Mahan Atman) und weiterhin das feinstofflich vorgestellte höhere Erkenntnisvermögen »Buddhi«. Das Sanskrit-Wort buddhi leitet sich von der Sprachwurzel buddh (erwachen) ab. Buddha ist »der Erwachte«, der aus eigener Kraft die Reinheit und Vollkommenheit seines Geistes erreicht und somit eine grenzenlose Entfaltung aller in ihm vorhandenen Potenziale, wie vollkommene Weisheit »Prajna«, und unendliches – gleichwohl distanziertes – Mitgefühl »Karuna« mit allem Lebendigen erlangt hat.

Buddhi bezeichnet eine transpersonale geistige Fähigkeit des Verstandes, eine »intuitive Intelligenz«, weitreichender als der rationale Verstand.

Nach Buddhi folgen die niederen kognitiven Fähigkeiten »Manas« (Verstand und Denken) und schließlich die Sinnesorgane »Indriya«.

Im Shvetashvatara Upanishad wird »Ahamkara« (Ichmacher oder Ego) – das dinglich vorgestellte Bewusstsein des Individuums, das alles auf sich bezieht und sich als Einzelwesen versteht – zwischen Buddhi und Manas eingeordnet.

Prakriti ist die schöpferische Kraft hinter allen psychophysischen wie auch materiellen Gegebenheiten des Seins, zu denen auch Körperlichkeit, Denkprozesse und Wahrnehmung gehören.

Ayurveda und Yoga

Ayurveda und Yoga entstammen als miteinander verbundene Systeme dem vedischen Wissen, welches das gesamte menschliche Leben und das gesamte Universum beschreibt. Ein tiefgreifendes Verständnis von Ayurveda und Yoga in ihrer ursprünglichen Beziehung zur heiligen Lehre der Veden setzt eine Kenntnis dieses zunächst mündlich übertragenen und später in religiösen Textsammlungen enthaltenen Wissens des Hinduismus voraus. In diesem Buch kann das nicht aufgrund des äußerst umfangreichen Gebiets vermittelt werden. Jedoch seien einige Kerngedanken nachfolgend angeführt und im Schlusskapitel die magische Verbindung der »Schwesterdisziplinen« Ayurveda und Yoga in angemessener Weise näher erläutert.

Ayurveda

Der Ursprung von Ayurveda als wesentlicher Aspekt indischer Philosophie reicht über 5.000 Jahre zurück, somit deutlich früher als die allgemein angenommene Geburt der Philosophiegeschichte im antiken Griechenland.

Gregory Bassham, Professor für Philosophie am Kings College in Pennsylvania, hebt in diesem Zusammenhang gleich auf den ersten Seiten in dem »Philosophiebuch: 250 Meilensteine in der Geschichte der Philosophie«[24] hervor, dass in den meisten Standardwerken zur Philosophiegeschichte abendländischer Autoren diese bei den alten Griechen beginnt. Er fügt dem hinzu, dass nach dem amerikanischen Philosophen und Historiker Will Durant die Inder und Chinesen diesen Provinzialismus belächeln.

Das zunächst mündlich überlieferte religiöse und heilige Gedankengut, die sogenannten Veden, wurde später schriftlich in vier Sammlungen – Rigveda, Samaveda, Yajurveda und Atharvaveda – aufgezeichnet. Ayurveda ist ein Teilbereich des Atharvaveda.

Ayurveda ist das vedische System, das schwerpunktmäßig präventive Maßnahmen wie richtige Ernährung und eine gesunde Lebensführung fördert und im Krankheitsfall mit ganzheitlich heilenden Maßnahmen ein entstandenes Ungleichgewicht korrigiert.

Der Ursprung von Ayurveda als Medizin lässt sich ungefähr ab Mitte des 2. Jahrtausends vor Christus in der vedischen Zeit zurückführen. Als medizinisches System entwickelte sich Ayurveda vor allem aus dem Atharvaveda. Vor mehr als 2.000 Jahren verfasste der indische Arzt Caraka ein umfangreiches Kompendium der ayurvedischen Medizin, das als Caraka Samhita bis in die Neuzeit als unverzichtbares Lehrbuch für das Ayurvedastudium gilt.

Zusammen mit Suśrutasaṃhitā, ein von dem indischen Chirurg Suśruta verfassten Kompendium über Medizin und Chirurgie, sind diese grundlegenden Texte die ältesten ayurvedischen Werke, die bis heute überlebt haben und den Grundstein für Ayurveda als medizinische Wissenschaft bilden. Ayurveda ist die erste systematische Sammlung des Wissens vom Menschen. Durch Erfahrung und fortwährendes Experimentieren wurde diese bis heute ständig weiterentwickelt.

Ayurveda sieht den Menschen seit alters her als Ganzes in seiner Umwelt. Ayurveda spricht als ganzheitliches medizinisches System jedes Element und jeden Aspekt des menschlichen Lebens an, das als Bestandteil der kosmischen Ordnung begriffen wird. Ayurveda beinhaltet die Einsicht, dass das Universum als Makrokosmos und der Mensch in einem direkten Zusammenhang stehen, einander widerspiegeln und dass das eine jeweils im anderen vorhanden ist.

Dieses tiefgreifende, über Jahrtausende entwickelte Wissen um die Vorgänge im Menschen bildet die Basis für das ayurvedische Heilsystem. Die Einbeziehung äußerer Faktoren, wie Klima, Jahreszeiten, Umweltbedingungen, Ernährungsweise etc., ermöglicht die Übertragung der ayurvedischen Prinzipien auf die Lebensbedingungen des Menschen.

Die ayurvedische ganzheitliche Medizin betrachtet den Menschen als Individuum, als Einheit von Körper, der veränderlich ist, der vergänglich ist, von Geist und Seele, die unveränderlich ist, die ewig ist.

Ayurveda ist zuallererst darauf ausgerichtet, präventiv zu wirken, körperliche, geistige und seelische Gesundheit zu erhalten und zu vervollkommnen, die Vitalität des Organismus zu steigern, um einen Zustand von Glück, Harmonie und Zufriedenheit in allen Lebensbereichen zu erlangen.

Krankheiten werden nicht isoliert betrachtet, sondern als Ausdruck einer gestörten Harmonie zwischen Körper, Geist, Seele und äußeren Faktoren wahrgenommen.

Grundprinzip der Behandlung ist: Der aus dem Gleichgewicht geratene Organismus muss wieder in Harmonie gebracht werden.

Der ganzheitliche Ansatz berücksichtigt daher die individuelle physische und psychische Konstitution des betreffenden Menschen und »behandelt« nicht eine Krankheit, sondern den Menschen, denn die eigentliche Heilung geschieht im Patienten und durch den Patienten. Die therapeutischen Maßnahmen sollen die Fähigkeiten und den Willen des Arztes zur Gesundung des Patienten unterstützen. Die Therapie muss sich an den eine gewisse Zeit dauernden natürlichen Verlauf der jeweiligen Krankheit ausrichten. Werden hingegen die natürlichen Abläufe missachtet, kann dies die natürlichen Heilkräfte schwächen.

Diese Einsicht kommt auch in der vermutlich auf den griechischen Arzt Hippokrates von Kos zurückgehenden Aussage »Medicus curat, natura sanat« (Der Arzt behandelt, die Natur heilt) zum Ausdruck. Die im christlichen Mittelalter um »Deus salvat« (Gott rettet) erweiterte Fassung deutet auf das Zusammenwirken physischer, psychischer und geistiger Voraussetzungen hin und deckt sich weitgehend mit der jahrtausendealten Erkenntnis des Ayurveda.

Was unter den Selbstheilungskräften zu verstehen ist, wird später noch näher ausgeführt. Zuvor seien zum besseren Verständnis einige der wichtigsten Grundbegriffe zum Yoga wie nachfolgend beschrieben.

Yoga

Yoga ist das vedische System, das insbesondere die geistige Sphäre anspricht und durch spirituelle Praxis die gegebenenfalls durch eine erlittene Konditionierung entstandenen Probleme – wie zum Beispiel die einer geistigen Blockade – umkehrt, indem der Geist erneut mit dem reinen Bewusstsein zusammengeführt wird.

Das Leib-Seele-Verhältnis stellt seit der Antike in der europäischen Geistesgeschichte ein besonderes Problem dar, das in der Auffassung einer Trennung von Geist und Körper (Dualismus) zum Ausdruck kommt.

Die Philosophietraditionen in Asien hingegen gehen grundsätzlich von einer metaphysischen Annahme aus, die diese Trennung als eine illusionäre Vorstellung ansieht.

In einer früheren Veröffentlichung[25] habe ich auf etwas in diesem Zusammenhang hingewiesen, das ich in den nächsten drei Absätzen noch einmal erwähne:

Gegenwärtige Denkmuster der traditionellen Naturwissenschaften einschließlich der Biologie stützen sich im Wesentlichen auf drei Thesen.

1. Alle materiellen Vorgänge sind auf atomare Elementarprozesse zurückzuführen.
2. Bewusstsein und Gedächtnis sind lediglich Epiphänomene nervlicher Abläufe.
3. Die Wahrnehmung eines Ichs beruht auf einer Selbsttäuschung.

Dieser (extreme) Reduktionismus schreibt Basiselementen volle Wirklichkeit zu und nicht den daraus aufgebauten Strukturen.

Dies scheint auch im Einklang mit der Vorstellung des Vaters des modernen Materialismus von Thomas Hobbes zu stehen. Nur Körper können sich bewegen und ausschließlich durch Körper bewegt werden. Auch Bewusstseinsvorgänge sind lediglich Folge von Bewegung von Körpern (von außen kommender Bewegung). Alles ist determiniert, eine Freiheit des Willens besteht nicht. Alles Geistige ist, wie bereits Epikur annahm, entweder ein Phantom oder eine Einbildung von Materie in höchst verfeinerter Form.

Ähnlich formuliert René Descartes in seinem kausalistisch-dualistischen Weltbild einen Ablauf innerhalb der Objektwelt. Der menschliche Geist ist ein denkendes Ding (res cogitans) im Unterschied zu Körpern als ausgedehnte Dinge (res extensa).

Zwei verschiedene Substanzen, Geist und Materie, stehen in Wechselwirkung und unterscheiden sich insofern von der Naturphilosophie von Isaac Newton, nach der aktive immaterielle »Kräfte der Natur« auf die absolut passive Materie einwirken.

Nobel Laureat Erwin Schrödinger, einer der bedeutungsvollsten Wissenschaftler des 20. Jahrhunderts, weist auf die These des Materialismus hin,[26] dass der Geist etwas Materielles sei und entgegnet: »Eine solche Position hat das grundsätzliche Problem, dass der Geist Eigenschaften hat, die kein materieller Gegenstand besitzt. Der Materialismus muss deshalb erklären, wie es sein kann, dass einem materiellen Gegenstand doch diese Eigenschaften zukommen.«

Die Vorstellung von einem unveränderlichen Wesenskern ist für die meisten heutigen Philosophen aufgrund ihrer materialistischen Grundüberzeugung nicht akzeptabel.

In »Science and Humanism: Physics in our Time«[27] behandelt Schrödinger einige der grundlegendsten Fragen des Jahrhunderts: Welchen Stellenwert hat wissenschaftliche Forschung? Und wie beeinflussen die Errungenschaften der modernen Wissenschaft die Beziehung zwischen materiellen und spirituellen Dingen?

Eine Kernaussage sei hier wiedergegeben: »Es scheint klar und offensichtlich zu sein, doch muss man sagen: Das isolierte Wissen, das eine Gruppe von Spezialisten auf einem engen Gebiet erlangt hat, hat an und für sich keinen Wert, sondern nur in ihrer Synthese mit dem ganzen Rest des Wissens und nur insoweit, wie es wirklich in dieser Synthese zur Beantwortung der Frage ‚Wer sind wir?‘ beiträgt.

Sie mögen fragen – Sie müssen mich jetzt fragen: Was ist Ihrer Meinung nach der Wert der Naturwissenschaft? Ich antworte: Sein Umfang, Ziel und Wert ist der Gleiche wie jeder andere Bereich des menschlichen Wissens. Nein, keiner von ihnen allein, nur die Vereinigung aller von ihnen hat irgendeinen Umfang oder Wert überhaupt, und das ist einfach genug beschrieben: Es ist, dem Befehl der delphischen Gottheit zu gehorchen: gnothi seauton … lernt euch selbst kennen.«

Im 3. Kapitel gehe ich näher auf diesen »Befehl« ein.

Nach Aurobindo[28] steht die Seele (das psychische Wesen) hinter der Persönlichkeit des Menschen und hat die Fähigkeit, die Natur einer Person umzuformen.

Das psychische Wesen vermag sogar den Körper vor Krankheiten und Gefahren zu schützen. Das Psychische beeinflusst das Bewusstsein vom Hintergrund her, aber man muss aus dem gewöhnlichen Bewusstsein heraus in das innerste Wesen hineintreten (psychische Transformation), um es zu finden, und man muss es zum Herrscher über das Bewusstsein machen, der es sein muss. Das zu tun, ist eines der Hauptziele des Yoga.[29]

Das psychische Wesen kennt den Weg zum Göttlichen, vernimmt dessen Ruf und vermag Verstand, Herz und Körper zu ihm hinzuführen. Dies muss in einem ständigen Prozess geschehen, bis der Kontakt zum Göttlichen stabil ist und die spirituelle Transformation beginnt.

Wenn der Mensch die Begrenzung des Verstandes erst einmal durchbrochen hat, schaut er die Unendlichkeit, verspürt die ewige Gegenwart, eine Unendlichkeit von Bewusstsein und Seligkeit, ein grenzenloses Selbst, eine ewige Göttlichkeit.

Weitere Einblicke erfolgen im abschließenden Kapitel »Ayurveda und Yoga – die magische Verbindung«.

Physische und geistige Konstitution nach ayurvedischer Auffassung

Doshas (physische Konstitution) sowie Gunas (geistige Konstitution) bilden die Gesamtfülle der menschlichen Konstitution, sind aber auch auf die Gesamtfülle der den Menschen umgebenden Welt (kosmische Prinzipien) bezogen.

Physische Konstitution

Von besonderer Bedeutung im Ayurveda sind die grobstofflichen Elemente und weitere Daseinsfaktoren innerhalb der 25 Tattvas.
Die Elemente – Mahabhutas genannt – sind folgende:
Ākāśa (Äther, Raum)
Vāyu (Wind, Luft)

Tejas (Feuer, Glut)
Jalam (Wasser)
Pṛthivī (Erde)

Man beachte die Hierarchie aufsteigend von grober Dichte über Elemente geringerer Dichte bis hin zur subtilsten Erscheinungsform von Ākāśa.

Die ersten vier Elemente werden auch von Hippokrates erwähnt und bestimmten menschlichen Eigenschaften zugeordnet, wie Phlegmatiker und Erde, Melancholiker und Wasser, Choleriker und Feuer und Sanguiniker und Luft. Das fünfte Element Ākāśa ist Hippokrates unbekannt.

Ayurveda hingegen ordnet die menschlichen Eigenschaften nicht jeweils einem Element zu, sondern einem bestimmten Mischungsverhältnis, wie Kapha mit Erde und Wasser, Pitta mit Feuer und Wasser und Vata mit Luft und Äther.

Die ayurvedische Medizin beruht grundlegend auf den drei fundamentalen Regelkräften oder Bioenergien, den drei Doshas (Vata, Pitta und Kapha), die mit den fünf Elementen Erde, Wasser, Feuer, Luft und Äther in Beziehung stehen.

Diese sind verantwortlich für die anatomischen und physiologischen Aktivitäten im Körper. Ihre Harmonie untereinander ist entscheidend für die Gesundheit eines Menschen. Kommt es zu einer Störung des Dosha-Verhältnisses, so bezeichnet man diese als Vikriti.

Die mit der Konzeption festgelegte physische Konstitution ist aus einem gewissen Mischungsverhältnis zusammengesetzt und bestimmt für die gesamte Lebensdauer des jeweiligen Menschen gewisse Rahmenbedingungen, die später noch erläutert werden.

Von den Tattvas seien hier noch kurz folgende erwähnt, die im späteren Verlauf des Buches noch näher erläutert werden: Buddhi ist intuitive Intelligenz, Erkennen, Ahamkara ist das Ich-Bewusstsein (Ego), Manas bedeutet sinngebundenes Denken.

Sāṃkhya war schon früh mit dem Yoga eine enge Verbindung eingegangen. Das Sāṃkhya lieferte die Theorie und Yoga die Praxis.

Aufgrund dieses ergänzenden Aspekts werden die beiden Systeme auch unter der Wortkombination »Sāṃkhya-Yoga« paarweise zusammengefasst.

Von Anfang an – so sagt es die ayurvedische Lehre – besteht die Welt aus fünf Elementen: dem Raum (oder Äther), der Luft, dem Feuer, dem Wasser und der Erde. Sie bestimmen alles: das Wesen der Steine, Pflanzen, Tiere und Menschen.

Alle Elemente finden sich auch im menschlichen Körper wieder, so zum Beispiel auch in den fünf Sinnen: Hören (Raum), Sehen (Feuer), Riechen (Erde), Fühlen (Luft) und Schmecken (Wasser).

Da in jedem Menschen bei seiner Geburt – beziehungsweise bereits schon bei der Konzeption – die verschiedenen Elemente unterschiedlich stark ausgeprägt sind, geht Ayurveda von einer komplexen menschlichen Individualität aus. Jeder Einzelne von uns ist mit besonderen körperlichen und seelischen Stärken und Schwächen ausgestattet. Zu welchem Typ jemand gezählt werden kann, ergibt sich aus dem Mischungsverhältnis der drei Doshas (Vata, Pitta und Kapha), die wiederum aus den fünf Elementen zusammengesetzt sind.

Diese drei Hauptdoshas sind allgemein bekannt. Weniger populär sind jedoch die jeweils fünf zugehörigen Subdoshas, die untereinander wechselwirkend in Beziehung stehen und die energetische Dynamik im Organismus beeinflussen.[30]

Daher seien hier die wichtigsten Zusammenhänge kurz erläutert. Die fünf Subdoshas von Vata werden als Teile des Lebensatems aufgefasst, als Lebensenergie der Natur. Beeinträchtigungen von Vata liegen in der Regel Störungen der Subdoshas zugrunde.

1. Prana als vorwärtstreibender Atem ermöglicht die geistigen und gefühlsmäßigen Sinneserfahrungen.
2. Udana ist der aufsteigende Atem und ermöglicht Sprechen, Atmen, Schlucken.
3. Samana als aufnehmender Atem ermöglicht die Verdauung, Assimilation von Nährstoffen.
4. Apana als abwärtsgerichteter Atem ermöglicht die Ausscheidung. Apana wird auch als die Wurzel von Vata bezeichnet. Ist Apana gestört, so zeigt sich dies in der Regel im Festhalten von negativen Gedanken und Gefühlen und in der mangelnden Fähigkeit, loslassen zu können.
5. Vyana als ausströmender Atem ist für den Kreislauf, das Nervensystem und den Tastsinn verantwortlich.

Symptome einer Vata-Störung sind – meist bedingt durch Kummer, Sorgen, Aufregung, zu viel Rohkost, übermäßigen Sport – unter anderem Angst, Rastlosigkeit, Verstopfung, Konzentrationsschwäche, Schlaflosigkeit, Überempfindlichkeit, innere Unruhe.

Liegen Beeinträchtigungen zum Beispiel in Form von Magen-Darm-Störungen, von Blasenschwäche, von schwachen Nerven oder von Schlafstörungen vor, lindert abends vor dem Einschlafen unter anderem eine sanfte Bauchmassage mit auf Körpertemperatur erwärmtem Sesamöl die Beschwerden.

Die fünf Subdoshas von Pitta sind von folgenden Wirkungszusammenhängen gekennzeichnet:

1. Pacaca regelt die primäre Verdauung.
2. Ranjaka steuert die sekundäre Verdauung und die Blutbildung.
3. Sadhaka beeinflusst Intelligenz und Wissen.
4. Alocaca mit Wirkungsbereich Sehvermögen.
5. Bhrajaka wirkt hinsichtlich Hautfarbe, Körpertemperatur.

Die Hinweise verdeutlichen die Eigenschaften von Pitta, die sich physiologisch auf den Stoffwechsel beziehen, insbesondere auf die Verdauung und den Wärmehaushalt, den Intellekt und Emotionen.

Gestörtes Pitta kann durch entsprechende Ernährung ausgeglichen werden. Empfehlenswert sind zum Beispiel folgende Lebensmittel: Spargel, Zucchini, Erbsen, Brokkoli, Kartoffeln, Wirsing, Kopfsalat, Basmatireis, Milch (nicht homogenisiert), Hüttenkäse, grüne Bohnen, frische Erbsen, Sonnenblumenöl, Kokosöl, Mangos, süße Melonen, Avocado, Birnen, Feigen, Ananas, Äpfel, Koriander, Zimt, Kurkuma, Ingwer, Sonnenblumen- und Kürbiskerne.

Die Merkmale der Subdoshas von Kapha sind folgende:

1. Bodhaka, mit Wasser assoziiert, erlaubt in Form von Speichel im Mund den Geschmack und die Verflüssigung der Nahrung.
2. Kledaka ist verantwortlich für die erste Stufe der Verdauung im Magen.
3. Avalambaka korrespondiert zum Plasma im Körper – das primäre Wasserelement –, wird im Körper durch Lunge und Herzaktivität verteilt.
4. Tarpaka wird mit der zerebrospinalen Flüssigkeit im Gehirn assoziiert, ausschlaggebend für Zufriedenheit, emotionale Ausgeglichenheit sowie ein gutes Gedächtnis. Die Praxis des Yoga erhöht auch die mentale Form von Kapha als Zufriedenheit und Glückseligkeit (Ananda).
5. Shleshaka korrespondiert mit der Synovialflüssigkeit, der Qualität von Wasser, die Schmierung gibt. Es ist dafür verantwortlich, die Gelenke zusammenzuhalten.

Menschen mit vorwiegend Kapha-Anteil neigen dazu, schnell aufzuschwemmen. Leichte Ernährung sollte daher bevorzugt werden und süßes und fettes Essen möglichst gering gehalten werden. Zur Förderung des Verdauungsfeuers empfiehlt sich kräftiges Würzen der Speisen mit Ingwer, schwarzem Pfeffer, Koriander, Kurkuma, Nelken, Kardamom.

Entscheidend ist im Ayurveda, dass der menschliche Körper nicht lediglich als materieller Körper gesehen wird, in dem sich biochemische Prozesse abspielen, sondern als »ayur«, als eine lebende Einheit von Körper, Geist und Seele.

Der Mensch ist Seele und der Geist ist stärker als die Gene.[31]

Mit dieser Kernaussage räumt neben anderen der Zellbiologe Bruce Lipton mit der überkommenen Lehrmeinung auf, dass der Mensch ein Gefangener seines genetischen Erbguts ist. Wir sind nicht Opfer, die schicksalhaft die Leiden unserer Vorfahren übernehmen müssen. Sowohl das persönliche Leben eines Menschen als auch das kollektive Dasein wird vornehmlich durch Wechselwirkungen zwischen Geist und Materie bestimmt und weniger durch die DNA gesteuert.[32] Geist und Materie korrespondieren. Energie und Informationsfelder bestimmen Physiologie und Biochemie. Unser Denken und Fühlen sowie die Wahrnehmung der Umwelt wirken in jede Zelle hinein, kontrollieren unsere Gene und bestimmen unser Leben.

Geistige Konstitution

Nach Vorstellungen des Sāṃkhya sind die feinstofflichen Grundkomponenten der Schöpfung (Prakrti) durch drei wesentliche Eigenschaften (Gunas) charakterisiert, die im Urzustand harmonisch ineinander vereint sind. Feinstofflich wird in diesem Zusammenhang als immaterielle Eigenschaft verstanden. Die Trigunas sind: Tamas (Trägheit, Finsternis, Schwere, Chaos), Rajas (Rastlosigkeit, Bewegung, Energie) und Sattva (das Seiende, Klarheit, Harmonie, Reinheit).

Swami Sivananda[33] äußert sich zu den Gunas so, wie diese in der Bhagavadgita von Krishna erwähnt werden: Wie die Sonne den Tag erhellt, so erweckt Sattva die Erkenntnis und erleuchtet den Intellekt.

Hingegen sind unstillbares Verlangen und Blindheit gegenüber den Interessen und Gefühlen anderer die negativen Aspekte von Raja und Erstarrung und Unwissenheit die negativen Aspekte von Tama.

Die Natur des Menschen wird durch seine Tugenden und Fehler geprägt, wobei das Gesamtbild und nicht ein oder zwei Merkmale der Gunas bestimmend sind.

Diese kosmischen Prinzipien können im Menschen als psychische Konstitutionen entwickelt und sublimiert werden. Die spirituelle Entwicklung ist von besonderer Bedeutung für die Gesundheit.

Der Mensch besteht vorwiegend aus dem Erde- und Wasser-Element. Das Erde-Element ist das dichteste und schwerste der fünf Elemente und enthält den höchsten Anteil von Tama, eine die Ausdehnung begrenzende Komponente.

Durch spirituelle Praxis kann das Verhältnis der feinstofflichen Komponenten zugunsten von Sattva verändert und die Existenz ausgedehnt werden, bis schließlich Erwartungen und Wünsche verschwinden und man im wirklichen Selbst (Swasthya) ruht und wunschlos glücklich ist. Von derart spirituell entwickelten Menschen geht dann eine spürbare Ausstrahlung aus.

Diese Zusammenhänge sind von besonderer Bedeutung sowohl im Ayurveda als auch im Yoga, wie später noch zu zeigen ist.

2. Moderne Medizin – Medizin ohne Seele?

»Ich habe sehr viele Leichen seziert, aber eine Seele habe ich nicht gefunden.«
Dieser Ausspruch – mit dem er sagen wollte, dass es keine Seele gibt – wird dem
berühmten Geheimrat Rudolf Virchow, Begründer der Zellularpathologie, zugeschrieben.

Dem könnte entgegengehalten werden, dass die Suche nach einer Seele im leb-
losen Körper von vornherein ein zum Scheitern verurteiltes Unterfangen ist.

Und weiter führt Virchow unter anderem aus:[34]

»Das ist es, was ich den anatomischen Gedanken in der Medizin nenne. Ich
behaupte, dass kein Arzt ordnungsmäßig über einen krankhaften Vorgang zu
denken vermag, wenn er nicht imstande ist, ihm einen Ort im Körper anzuwei-
sen. Ubi est morbus ist die Frage.

Die Forschung über die Sedes morbi ist von den Organen zu den Geweben, von
den Geweben zu den Zellen fortgeschritten. Aber zu gleicher Zeit hat auch die
praktische Medizin das Prinzip der Lokalbehandlung immer weiter ausgedehnt
und in einer noch vor kurzem ungeahnten Ausdehnung selbst auf innerste Teile
des Körpers angewendet, welche bis dahin als gänzlich unnahbar angesehen
wurden. Sowohl die Pharmakologie als auch die Chirurgie sind mit jedem Jahr
mehr lokalistisch geworden.«

Hier kommt sehr deutlich die unterschiedliche Auffassung zum Ausdruck,
nämlich die von einem lokalistisch determinierten Fixpunkt des »Sedes morbus«
als unerlässliche Voraussetzung für die Zuweisung eines krankhaften Vorgangs
und die der ganzheitlichen Betrachtungsweise des Ayurveda, die den Menschen
als Ganzes in seiner Umwelt erfasst.

Um erfolgreich therapieren zu können, ist die Antwort auf die Frage »Wo ist
der Sitz der Krankheit« sicherlich eine erste Voraussetzung. Oft genug hat das
Auffinden einer Schwachstelle des Körpers, welche die Entstehung einer Krankheit begünstigt (Locus minoris resistentiae) allerdings dazu geführt und führt
auch heute noch dazu, symptomatisch zu behandeln, anstatt weiter danach zu
forschen, worin die Ursache liegt.

Auch noch genau 100 Jahre später formuliert der Nobelpreisträger, Molekular-
biologe und Neurowissenschaftler Francis H. C. Crick in seinem 1994 erschie-
nenen Buch »Was die Seele wirklich ist«[35]: »Freuden, Leiden, Erinnerungen,
Ziele, der Sinn für die eigene Identität und Willensfreiheit ... bei alledem handelt

es sich in Wirklichkeit nur um das Verhalten einer riesigen Ansammlung von Nervenzellen und dazugehörigen Molekülen.« Crick glaubte somit noch vor rund 24 Jahren, die Seele entmystifiziert und auf ein naturwissenschaftliches Fundament gestellt zu haben.

Louis Cozolino, ein klinisch praktizierender Psychologe, sieht das Selbst in einer bestimmten Hirnregion lokalisiert[36] und geht davon aus, dass das Selbst aus vielen Schichten neuronaler Verarbeitung besteht, die während des Wachstums sich von unten nach oben entwickeln.

Karl Wimmer[37] verweist auf Gerhard Roth, einen der führenden Gehirnforscher, der den Ansatz von Crick eindeutig als zu reduktionistisch bezeichnet. »Crick geht auf den erheblichen Unterschied zwischen Seele, Geist und Bewusstsein gar nicht ein. Er sucht letztlich nach Bewusstseinsneuronen, d.h. solchen Nervenzellen, die durch ihre Aktivität Bewusstsein hervorbringen. Die eklatante Schwäche eines solchen Reduktionismus besteht darin, dass an der Aktivität eines einzelnen Neurons überhaupt nichts Geistiges oder Kognitives zu entdecken ist.«[38] Ähnlich wie die Äußerungen von Crick lassen sich die Feststellungen von Cozolino beurteilen, der unter anderem darauf hinweist, dass »die Insula und der vordere cinguläre Cortex möglicherweise bei der frühen Entwicklung und fortlaufenden Organisation des Selbst involviert sind«.

Auch hier ist – wie schon weiter oben bei Virchows »Seelensuche« geschlussfolgert – ein von vornherein zum Scheitern verurteiltes Unterfangen erkennbar, das Seelische als nicht existent zu deuten beziehungsweise das Selbst zu definieren, indem lediglich auf die Aktivität von Nervenzellen abgestellt wird. »Abwesenheit von Beweisen ist kein Beweis für Abwesenheit.« (Carl Sagan)

Daraus ergibt sich allerdings nicht der Gegenbeweis der Existenz einer Seele, eines eher im Unbekannten möglichen Bestehenden.

Dieser seit alters her angestellten Überlegung und Auseinandersetzung mit der Existenz oder Nichtexistenz der Seele werde ich hier nicht weiter beitreten, da ich nicht dazu in der Lage bin, etwas Wesentliches hinzuzufügen, und zudem im Rahmen dieses Buches eine derartige Untersuchung zu weitreichend wäre.

An dieser Stelle seien vielmehr bemerkenswerte Äußerungen zum Beispiel des Schriftstellers Stefan Zweig eingeschoben, die er 1931 – also 37 Jahre nach dem Dementi der Existenz einer Seele von Virchow – in »Heilung durch den Geist«

zu diesem Thema formulierte. Beachtenswert ist zudem, dass diese Äußerungen auch heute noch, 90 Jahre später, im Wesentlichen aktuell sind.

Ich zitiere[39]: »Die moderne Medizin arbeitet statt mit individuellen Ahnungen mit sachlichen Sicherheiten, und wenn sie sich auch noch so gern poetisch als ›ärztliche Kunst‹ bezeichnet, so darf dies hohe Wort nur noch im gemengten Sinn von Kunsthandwerk gelten.

Die wissenschaftliche Medizin betrachtet den Kranken und seine Krankheit als *Objekt* und weist ihm beinahe verächtlich die Rolle absoluter Passivität zu; er hat nichts zu fragen und nichts zu sagen, nichts zu tun als den Anordnungen des Arztes gehorsam und sogar gedankenlos zu folgen und sich selbst möglichst aus der Behandlung auszuschalten. Während in der wissenschaftlichen Medizin der Kranke als Objekt ›*behandelt*‹ wird, verlangt die seelische Heilkur vom Kranken vor allem, dass er selbst seelisch handle, dass er als *Subjekt*, als Träger und Hauptvollbringer der Kur, die höchste ihm mögliche *Aktivität* gegen die Krankheit entfalte.«

Und weiter[40]: »Alles seelisch Unregelmäßige gilt der mechanistischen Auffassung jener Zeit bloß als Entartung der Nerven, als eine krankhafte Veränderung; unerschütterlich herrscht der Wahn vor, es könne gelingen, dank einer immer genaueren Kenntnis der Organe und mit Versuchen aus dem Tierreich einmal die Automatik des ›Seelischen‹ genau zu errechnen, jede Abweichung zu korrigieren … So muss auch Freud sich zunächst gleichfalls an den Seziertisch setzen und mit allerhand technischen Apparaturen nach Ursächlichkeiten suchen, die sich in Wahrheit niemals in der groben Form sinnlicher Sichtbarkeit offenbaren.«
Eine erstaunliche Erkenntnis des Schriftstellers!
Die moderne Medizin spricht gerne von einem Sieg gegen jene oder andere Krankheit, die als Feind interpretiert wird. Myriaden von Medikamenten werden über ein weit verzweigtes Netz von Apotheken zur Bekämpfung unzähliger Krankheiten angeboten. Dennoch nehmen die sogenannten Zivilisationskrankheiten unaufhörlich zu. Dies hat zu einem immensen Aufbau von Abwehrmaßnahmen geführt, die modernste Techniken zur Symptomanalyse und komplexe Behandlungsmethoden von Krankheiten anwenden und die eigentlichen Ursachen aus dem Blickfeld entgleiten lassen.

Der medizinische Fortschritt der modernen Medizin sieht sich mehr und mehr »im Kampf« mit zunehmender »globaler Verkrankung« verstrickt. Verfolgt die moderne Medizin als Apparatemedizin unter dem Zwang wissenschaftlicher messbarer Nachweisbarkeit in Anlehnung an Virchows Dogma eine Medizin ohne Seele, die sich gleichzeitig in einem »Kampf gegen Windmühlen« (Symptombckämpfung) verfängt?

Mbih Jerome Tosam, Doktor der Philosophie an der Universität von Yaoundé, eine der größten Universitäten Kameruns, sieht eine der Schwächen der modernen westlichen Medizin in ihrer Über-Abhängigkeit von der kartesischen Ontologie (Lehre vom Sein), die menschliche Körper als Maschinen betrachtet.[41]
Diese müssen mit wissenschaftlicher Logik studiert werden. Wenn schließlich dem Arzt dann als Techniker die Aufgabe zufällt, dysfunktionale Körper zu reparieren, führt diese moderne Perspektive zur Vernachlässigung des Patienten im subjektiven Sein. Dieser Mangel kann nur überwunden werden, indem die hierfür verantwortliche kartesische reduktionistische Weltanschauung überwunden wird.

So halte ich es nachfolgend für angebracht, einige beachtenswerte Stellungnahmen wiederzugeben, die sich zum Beispiel kritisch hinsichtlich des Trends der modernen Medizin äußern, wenn allein auf objektiv wissenschaftlich Nachprüfbares abgestellt wird. Hier ist insbesondere die evidenzbasierte Medizin (EBM) – so wie sie gegenwärtig praktiziert wird – im Fokus der Kritik.

Daran anschließend sind kurz neuere Entwicklungen der »klassischen Medizin« angesprochen, die das soeben erwähnte reduktionistische Dogma im Sinne einer ganzheitlichen Medizin überwinden und in den letzten Jahrzehnten in der Schulmedizin einen Wandel eingeleitet haben, der dem holistischen Verständnis aufgeschlossener gegenübersteht.

Evidence Based Medicine (EBM) des Ayurveda und Medicine Based Evidence (MBE) moderner Medizin

Der Chirurg Bernd Hontschik sieht zum Beispiel in dem Trend der modernen Medizin, durch Leitlinien der evidenzbasierten Medizin (EBM) lediglich auf objektiv existierende Realität abzustellen, die es allein zu erkennen gilt, eine

Gefahr. Diese bestehe darin, dass »Leitlinien als Nivellierung des Subjektiven fungieren und damit sowohl die Behandler wie die Kranken in die Gefahr bringen, ein wesentliches Element der Lebendigkeit zu verlieren«.

Hontschik bekräftigt, dass die medizinische Kunst darin besteht, den Kranken als Subjekt zu behandeln, als lebendiges Wesen.[42] Ein weiteres Problem ist der zur »goldenen Kuh« erkorene Irrglaube, dass moderne Erkenntnis angeblich bereits Wissenschaft bedeutet.

Dr. Remya Krishnan, eine bedeutende ayurvedische Persönlichkeit und Associate Professor des Rajiv Gandhi Ayurveda Medical College, Govt von Puducherry, sieht in dem westlichen medizinischen Ansatz – wie derzeit EBM praktiziert und häufig aktualisiert (updating) wird – nichts anderes als medizinbasierte Evidenz (MBE).[43] Mit anderen Worten werden Beweise durch statistische Methoden umrissen und nicht wirklich mit der Grundlagenwissenschaft verbunden.

Dr. R. Krishnan kommt zu dem Schluss, dass die »Integration von der gegenwärtig im Westen praktizierten MBE in Evidence Based Ayurveda für die Erreichung von Gesundheit und Wohlbefinden unwirksam ist. Moderne Medizin bedient sich der Anwendung von Medikamenten, die durch abnormale Stimulation sowohl auf gezielte als auch nicht gezielte Gewebe einwirken und eine Immunsuppression (Blockierung der Immunantwort) bewirken.

Ayurveda beruft sich auf Erkenntnisse von Leitlinien der Grundlagenwissenschaft, die die Sicherheit und Wirksamkeit angewandter Medizin gewährleisten.

Im Ayurveda ist es nicht nur die Diagnose von Krankheiten selbst, die so wichtig ist, sondern vielmehr die Identifizierung der verantwortlichen komplexen ätiologischen Faktoren und deren tiefe Vernetzung, die die wirklichen Ursachen sind und die daraus folgenden Wirkungen herleiten.

Mit dieser Art von tiefer funktionaler Erkenntnis ist die moderne Medizin nicht vertraut, vielmehr ist diese mit intensiven Differenzierungen zu jedem System des menschlichen Körpers involviert. Superspezialisten, die sich in der modernen Medizin herangebildet haben, kennen eine Menge von eher begrenzten Zweigen der Medizin, aber wenig in Bezug auf die zentralen regulatorischen Prozesse der funktionalen Koordination zwischen den verschiedenen Organsystemen im Körper«.

Unter Berufung auf Anspruch auf Wissenschaftlichkeit und der Bereitschaft, allgemeine Akzeptanz von Ayurveda im westlichen Kulturkreis zu unterstützen, bemühen sich verschiedene Stellen Ayurveda in die Schulmedizin zu integrieren. Dieses Unterfangen verkennt, dass die heutige Medizin mit ihrem Anspruch auf Wissenschaftlichkeit noch eine Wissenschaft des 19. Jahrhunderts benutzt und de facto sich zu einem Anhängsel der pharmazeutischen Industrie und eines gewinnträchtigen Gesundheitswesens entwickelt.[44]/[45]

An dieser Stelle bemühe ich Dr. Issac Matthai, den ayurvedischen Chefarzt von Soukhya, dem holistischen Zentrum in Bengaluru, der betont[46]: »Um wirklich tiefe Heilung zu erlangen, muss der Patient im Bewusstsein eine Verschiebung auf gedanklicher und emotionaler Ebene vornehmen und die Wahrnehmung des Selbst (Swasthya) wieder aufbauen. Erst dann kann wirklich in Körper-Geist-Seele ein Zustand der Balance wieder hergestellt werden. Medikamente heilen nichts, sie kontrollieren oder unterdrücken lediglich Symptome. Westliche medizinische Modelle neigen dazu, die Ursache der Krankheit zu ignorieren, weil ihr Fokus anderswo ist und de facto sich zu einem Anhängsel der pharmazeutischen Industrie und eines gewinnträchtigen Gesundheitswesens entwickelt. Ich hoffe, dass das Verständnis einer Gesundheitsversorgung in Zukunft nicht primär von Behandlung und Heilung von Krankheiten geprägt ist, sondern von einer Aufrechterhaltung der Gesundheit und Vorbeugung von Krankheiten.«

Die untrennbare Verbundenheit von Körper, Geist und Seele des Mesokosmos Mensch ist eine Grundvorstellung des Ayurveda.

»Das Bewusstwerden der Seele ist der tiefste Heilungsprozess überhaupt, nicht nur für die Seele, sondern auch für den Geist. Die Wahrnehmung der Seele setzt alle Heilungskräfte frei.«[47]

Nachfolgende Worte von Jiddu Krishnamurti mögen die Begrenztheit des menschlichen Denkens aufzeigen und zu weiterem Nachdenken anregen: »Der menschliche Geist, der im Bereich des Bekannten existiert, kann niemals das Unbekannte einladen.«[48]

Psychosomatik

Bemerkenswert ist die Feststellung, dass zum Beispiel der psychosomatische Ansatz heute noch auf ein medizinisches System trifft, das in vielen Bereichen dem Kausalitätsprinzip des mechanistischen kartesischen Weltbilds entspricht und einer Krankheit jeweils eine (monokausale) bestimmte Ursache zuzuordnen trachtet.[49]

Zudem wird der Begriff »psychosomatisch« sowohl von Laien als auch von Medizinern häufig mit »psychogen« gleichgesetzt. Dies führt dazu, dass unter körperlichen Symptomen leidende Patienten sich häufig als eingebildete Kranke missverstanden fühlen.

Die aus dem Griechischen stammende Wortzusammensetzung steht für eine Verbindung von Seele und Körper. »Psychosomatik bedeutet, dass Körper und Seele zwei untrennbar miteinander verbundene Aspekte des Menschen sind, die nur aus methodischen Gründen oder zum besseren Verständnis unterschieden werden.«[50]

Eine »lineare« Kausalität – in dem Sinne, dass psychische Störungen körperliche Krankheiten verursachen und somit Krankheiten mit psychischer Genese und Krankheiten mit somatischer Genese bestehen – ist jedoch nicht gegeben.

»Psychische Probleme verursachen nicht körperliche Störungen: Sie sind es!«[51]

Ein Wandel auf dem Gebiet der psychosomatischen Medizin wurde unter anderem von Thure von Uexküll in den 60er Jahren des vorigen Jahrhunderts – als Crick auf dem Höhepunkt seiner Forschungen und Entschlüsselung der DNA stand – eingeleitet.

Bereits unmittelbar nach seiner Berufung an die Reformuniversität Ulm auf den Lehrstuhl für Innere Medizin und Psychosomatik im Jahr 1966 leitete Thure von Uexküll eine Reform des Medizinstudiums durch die Integration von Fächern wie Psychologie und Soziologie ein.

1992 gründete er die Akademie für Integrierte Medizin mit dem Ziel, die im westlichen Kulturkreis verlorengegangene psychosoziale Dimension in alle Fachgebiete der Medizin zurückzubringen.

Er beklagte das »dualistische Paradigma« der Medizin mit der Spaltung in einen »kranken Körper ohne Seele und eine leidende Seele ohne Körper«. Er

hatte die Idee einer »Integrierten Medizin«, die den vorherrschenden biome-
chanisch-psychologischen Dualismus in der medizinischen Versorgung überwindet.

Zu den Ausführungen zur Psychosomatik sei ergänzend ein bedeutender Zusammenhang mit dem Placebo- und Noceboeffekt erläutert und in diesem Zusammenhang anschließend einiges zu den Wirkmechanismen der Psycho-Neuro-Endokrino-Sozio-Immunologie erwähnt.

Placebo und Nocebo

Scheinbehandlungen mit Arzneimitteln, die keinen wirksamen Arzneistoff
enthalten und somit auch keine durch einen solchen Stoff verursachte phar-
makologische Wirkung haben, sondern auf einem psychosozialen Kontext der
Behandlung beruhen, sind als Placebophänomene in der Medizin seit Jahrzehnten bekannt und umfangreich untersucht. Das Wort Placebo entstammt dem
Lateinischen und bedeutet »ich werde gefallen«.

Der Friedensnobelpreisträger von 1985 und Kardiologe Bernard Lown beschreibt in seinem Buch »Die verlorene Kunst des Heilens«[52], wie ärztliche
Kommunikation und Erwartungen des Patienten sowohl erhebliche positive
als auch negative Auswirkungen auf den Verlauf einer medizinischen Behandlung haben.

»Worte sind das mächtigste Werkzeug, über das ein Arzt verfügt. Worte können allerdings – wie ein zweischneidiges Schwert – sowohl tief verletzen als auch
heilen.«

Die Kraft eines ärztlichen Wortes oder eines anderen Heilkundigen führt
zur Heilung oder zur Schädigung und wird geprägt durch die Autorität und
die Bestimmtheit, mit der eine Information vermittelt wird, »und – vor allem
anderen – durch die Bereitschaft, dem Patienten zuzuhören«. Es ist die Kraft des
Zusammenseins mit anderen, die unser Gehirn formt und prägt.[53]

Mit Entdeckung der Endorphine (»Glückshormone«) Ende der 1970er Jahre
konnte nachgewiesen werden, dass mit Placebos unter anderem eine Endor-
phin-Ausschüttung zu erreichen ist und damit Schmerzrezeptoren ausgeschaltet
werden können.

Das als Gegenstück des Placebophänomens bezeichnete Nocebophänomen ist erst seit den letzten Jahren in den Fokus der Grundlagenwissenschaft und klinischen Medizin gekommen. Nocebo bedeutet »ich werde schaden«.

Nach Lown können ein unbedachtes Wort oder ungerechtfertigter Pessimismus den Patienten in die Depression führen, die Heilung verzögern oder sogar ihren Tod beschleunigen.

Er schildert einen Fall, in dem er einmal Zeuge wurde, wie ein Chirurg nach Eröffnung des Bauchraumes eines Krebspatienten diesem mitteilte, dass der Krebs sich überallhin ausgebreitet habe und weiteres Bemühen sinnlos sei. Daraufhin verstarb der Patient noch am gleichen Tage. Diese Begebenheit erinnere ihn an den sogenannten Voodoo-Tod, wo ein Opfer mit einem bestimmten Zauber belegt wird und infolgedessen innerhalb von 24 Stunden stirbt. Die Panik, die ein Opfer nach dem Aussprechen eines Todesfluches befallen kann, wirkt ebenso tödlich wie eine Dosis Gift.

Noch unklar ist für Ärzte und Forscher, wie das Nocebophänomen genau entsteht und welche Prozesse sich dabei im Körper abspielen.

Einige Erklärungsansätze gehen davon aus, dass die Erwartungshaltung des Patienten von Bedeutung ist, wenn zum Beispiel bei Verabreichung eines Medikaments hinsichtlich der möglichen Nebenwirkungen der Patient das Eintreffen dieser oder jenen Nebenwirkung erwartet. Diese negative Erwartung senkt den Spiegel an Endorphinen im Blut und das Defizit dieser sogenannten Glückshormone führt zu der schädigenden Wirkung des Nocebos. Zudem schüttet bei negativer Erwartungshaltung, bei Angst oder Panik ein im Hirn als Neurotransmitter wirkendes Hormon den Botenstoff Cholecystokinin (CCK) aus. Der Patient fühlt sich schlechter und schmerzempfindlicher, auch wenn keine Schmerzrezeptoren gereizt werden.[54]

Walter Feichtinger ist dem Noceboeffekt im Zusammenhang mit dem Voodoo-Tod[55] einer Reihe von Theorien nachgegangen, die wegen ihrer Aussage einiges Licht auf die Wechselwirkungen von Psyche, Nerven-, Hormon- und Immunsystem werfen und daher hier kurz angesprochen werden.

Nach einer Vorstellung wird der Voodoo-Tod durch Überstimulation des sympathisch-adrenalen Systems hervorgerufen bei ausbleibender Folgeaktion. Eine Gegenmeinung sieht die Hoffnungslosigkeit und die damit hervorgerufene Überaktivität des parasympathischen Nervensystems für den plötzlichen Tod verantwortlich.

Eine weitere Theorie ist, dass sowohl Sympathikus als auch Parasympathikus auf die einwirkenden Einflüsse, wie Wirkstoffe oder auch mentale Aktivität, entsprechend mit »Tuning« reagieren. Während in einer ersten Phase ein System reagiert, wird das andre zurückgefahren. Bei weiterer Zunahme der Anregung wird schließlich das andere System völlig gehemmt. In einer zweiten Phase reagiert das angeregte System auch auf Reize, die für gewöhnlich das antagonistische System ansprechen sollten. Bei weiterer Stimulation kippt schließlich völlig das Gleichgewicht beider Systeme und beide arbeiten gleichzeitig. Bei zunehmender Aktivierung der beiden verknüpften Systeme nimmt die Fähigkeit zum logischen Denken beständig ab, bis ein klares Denken schließlich nicht mehr möglich ist.

Festzuhalten ist, dass offensichtlich Einflussgrößen – ohne naturwissenschaftlichen Nachweis einer spezifischen Wirkung – eine positive oder negative Reaktion bewirken.

Hoffnung, die zu einer Erhöhung sozialer Interaktion und Kommunikation führt, verbessert offenbar die physische Konstitution. Biopsychologische Effekte werden aktiviert, Hormonausschüttung, Immunsystem, Herztätigkeit angeregt. Außerdem vermag ein hoffnungsvoller Mensch auch besser mit Stress umzugehen.

Angst und Hoffnungslosigkeit bewirken hingegen genau das Gegenteil. »In Extremfällen kann sich Hoffnung durch wundersame Selbstheilung und die Hoffnungslosigkeit durch den Voodoo-Tod ausdrücken.«[56]

Die Erkenntnis dieser psycho-neurologischen Interdependenz ermöglicht ein besseres Verständnis hinsichtlich der verursachenden Faktoren und bietet Ansätze für eine Kausalbehandlung unter Vernachlässigung der obsoleten symptomatischen Behandlung.

Ein neueres interdisziplinäres Forschungsgebiet untersucht in einem erweiterten Rahmen diese Wechselwirkungen und ist unter dem komplexen Wortgefüge Sozio-Psycho-Neuro-Endokrino-Immunologie bekannt.

Hierauf wird nachfolgend kurz eingegangen, da sich hier wichtige Erkenntnisse der modernen Medizin mit alten Weisheiten des Ayurveda und Yoga decken, wie später noch näher erläutert wird.

Sozio-Psycho-Neuro-Endokrino-Immunologie

Die wechselwirkende Zusammenarbeit zwischen Immunsystem und Nervensystem (Psycho-Neuro-Immunologie) und gleichzeitiger Lernfähigkeit wies der amerikanische Forscher Robert Ader 1974 experimentell nach und gab damit den Anstoß für die Forschung auf einem der bedeutendsten Gebiete moderner Medizin.[57]

Durch Einbeziehung von Wechselwirkungen des Hormonsystems und Wechselwirkungen des sozialen Umfeldes wurde dieses Forschungsgebiet zur Sozio-Psycho-Neuro-Endokrino-Immunologie erweitert.

Wie bereits erwähnt, ist die Grundlage dieser Erkenntnis die Tatsache, dass Botenstoffe des Nervensystems auf das Immunsystem und Botenstoffe des Immunsystems auf das Nervensystem wirken. Schnittstellen der Regelkreise sind das Gehirn mit der Hirnanhangdrüse, die Nebennieren und die Immunzellen. So besitzen zum Beispiel Neuropeptide die Eigenschaft, an Immunzellen anzudocken und sowohl die Geschwindigkeit als auch die Bewegungsrichtung von Makrophagen (Zellen des Immunsystems) zu beeinflussen.

Durch diese Zusammenhänge läss t sich mit Hilfe der Psychosomatik erklären, warum psychologische und psychotherapeutische Prozesse sich nachweisbar auf körperliche Funktionen auswirken.

Besonderes Interesse der Forschung gilt der Erkenntnis von Abhängigkeiten der Immunzellen von der Psyche, zum Beispiel der Frage, warum Stress Immunfaktoren negativ beeinflussen kann.

Allerdings ist eine Vielzahl von Funktionen und Interaktionen der Immunzellen noch nicht vollständig erforscht.

Einige negative beziehungsweise positive psychische Einflussfaktoren auf die Immunabwehr[58] sind nachfolgend dargestellt, insbesondere im Hinblick auf vergleichsweise Erkenntnisse des Ayurveda und Yoga, die weiter unten näher erläutert werden.

Abhängigkeiten der Immunzellen von der Psyche

Negative psychische Einflussfaktoren üben nachweislich eine Schwächung des Immunsystems aus, während hingegen positive psychische Einflussfaktoren mit einer besseren Funktionsfähigkeit des Immunsystems korrelieren.

Stress

Stress kommt in verschiedenen Arten vor und kann sehr unterschiedlich wahrgenommen werden.

Eigenschaften der Stressoren äußern sich in der Dauer von nur kurz anhaltenden bis zu chronischen Belastungen.

Weiterhin können zeitlich weiter zurückliegende Stressoren Traumata hinterlassen haben. Das subjektive Empfinden kann als Herausforderung oder als Überforderung empfunden werden, von der man annimmt, ihr nicht gewachsen zu sein.

Kurz anhaltender Stress (akuter Stress) kann – wie Studien zeigen – das unspezifische, angeborene Immunsystem steigern (Eustress).

Bei chronischem Stress (Distress) reagiert sowohl das angeborene als auch das adaptive Immunsystem mit einer Immunsuppression und auch mit anderem Fehlverhalten.[59] Bei chronischem Stress ist die vermehrte Ausschüttung von Glukokortikoiden nachgewiesen, die als Immunsuppressiva wirken. Weiterhin ist bei chronischem Stress die Reaktivität der T- und B-Lymphozyten herabgesetzt. T-Lymphozyten sind für die sogenannte zelluläre Immunantwort verantwortlich. Die Hauptaufgabe von B-Lymphozyten besteht in der Bildung von Antikörpern, die im Blut zirkulieren.

Durch die Herabsetzung der Immunfaktoren steigt die Infektionshäufigkeit. Dadurch kann die Entstehung oder auch Verschlechterung von Krankheiten provoziert werden. In dieser als »open window« bezeichneten Situation kann das Immunsystem Krankheitserreger nicht mehr ausreichend ausschalten.

Depression

Auch durch die Depression kann eine Herabsetzung der Immunabwehr erfolgen. Wissenschaftlich anerkannt ist eine verringerte Aktivität der NK-Zellen, mit der eine Schwächung eines wesentlichen Pfeilers des Immunsystems einhergeht.

Natürliche Killerzellen (NK-Zellen) gehören zu den Lymphozyten und sind Teil der angeborenen Immunität. Die Abwehrreaktion der NK-Zellen spielt in der frühen Immunantwort eine wichtige Rolle und richtet sich gegen körpereigene entartete Zellen wie virusinfizierte Zellen und Tumorzellen.

Angst

Hinsichtlich Angststörungen ließen sich ebenso wie bei Stress und Depression unterschiedliche Auswirkungen auf das Immunsystem nachweisen. So konnte zum Beispiel übereinstimmend eine Verringerung der Lymphozyten-Produktion (adaptives Immunsystem) nachgewiesen werden.

Weitere Forschungen bemühen sich, einen genaueren Zusammenhang psychischer Ängste und funktionaler Veränderungen der Immunabwehr zu erkennen. So viel sei hier zu den negativen psychischen Einflussfaktoren erwähnt.

Verstärkend auf die Immunabwehr wirken positive psychische Einflussfaktoren, wie verschiedene Studien belegen.

Eine positive Lebenseinstellung bewirkt nachgewiesenermaßen einen Anstieg der Anzahl diverser am Immunsystem beteiligten Zellen.

So haben zum Beispiel Gefühle der Dankbarkeit, der Zufriedenheit, der Fröhlichkeit und der Gelassenheit nicht nur Auswirkungen auf schnellere Heilungserfolge nach Verletzungen oder Operationen, sondern auch positive Auswirkungen auf die Effektivität und Regulierung des Immunsystems.

Optimismus

Optimisten sind allgemein glücklichere Menschen als Pessimisten. Sie sind in der Regel selbstsicherer und ausgeglichener und sehen das oft beispielhaft erwähnte Glas halb voll anstatt halb leer. Optimisten tendieren dazu, die Wahrscheinlichkeit, dass ihnen etwas Gutes zustößt, höher einzuschätzen als die Wahrscheinlichkeit eines für sie negativen Ereignisses.

Dieser »unrealistische Optimismus« trägt einerseits zum Wohlbefinden bei, birgt aber auch die Gefahr, gefährliche Situationen zu unterschätzen. Da generell positive Konsequenzen eines unrealistisch hohen Optimismus die negativen Konsequenzen überwiegen, lohnt es sich offenbar, das Glas halb voll zu sehen.[60]

Erwähnenswert ist hier, dass mehrere Studien belegen, dass Optimismus die Funktionen des Immunsystems verstärkt. So konnte zum Beispiel ein langsamerer Krankheitsverlauf bei HIV-positiven Patienten beobachtet werden, wenn sie eine optimistische Einstellung zeigten und umgekehrt war eine schnelle Verschlechterung des Gesamtbefindens feststellbar, wenn sie sich selbst aufgegeben hatten.[61]

Zwischenmenschliche – durch intensive Gefühle geprägte – Beziehungen entsprechen einem angeborenen Bedürfnis der Menschen. Die Gewissheit, soziale Anerkennung und Unterstützung zu erhalten, verschafft ein Gefühl der Zugehörigkeit und Sicherheit.

Auch hier wurde durch verschiedene Studien belegt, dass soziale Unterstützung durch Familie und Freunde mit einem guten Gleichgewicht einiger am Immunsystem beteiligten Zellen einhergeht. So wurde insbesondere nachgewiesen, dass die Anzahl der zum angeborenen Immunsystem gehörenden natürlichen Killerzellen (NK-Zellen) durch die erlebte soziale Unterstützung deutlich erhöht wurde.[62]

Soziale Beziehungen – insbesondere Bindungsbeziehungen – bauen nicht nur angenehme Gefühle zwischen Menschen auf, sondern üben auch einen prägenden Einfluss auf das Gehirn aus und können die Gehirnstruktur im Laufe eines Lebens verändern, wie nachfolgend erläutert.

Nun prägen die Lebenserfahrungen nicht nur das Gehirn, sondern hinterlassen einen Eindruck in der Psyche und lösen in der Folge je nach negativen oder positiven Gefühlen eine entsprechende Reaktion der Immunzellen aus.

Interpersonale Neurobiologie – die soziale Synapse

Als Synapse wird die Stelle einer neuronalen Verknüpfung bezeichnet, über die eine Nervenzelle in Kontakt zu einer anderen Zelle steht. Die wechselseitige Kommunikation zwischen Neuronen erfolgt über chemische Signale, wobei die Neuronen sich gegenseitig durch die Übertragung von biochemischen Botenstoffen beeinflussen.

Vergleichsweise bezeichnet der klinische Psychologe, Psychotherapeut, Theologe und Philosoph Louis Cozolino die Übertragung der Kommunikation zwischen den menschlichen Gehirnen als »soziale Synapse«.[63]

Die soziale Synapse ist der zwischenmenschliche Raum und zugleich das Medium, in dem größere Organismen wie Familien, Stämme, Gesellschaften und die menschliche Spezies insgesamt kommunikativ eingebunden sind.

So wie einzelne Neuronen des Gehirns durch synaptische Übertragung über chemische Signale miteinander kommunizieren, besteht die Kommunikation zwischen Menschen laut Cozolino aus den gleichen »Grundbausteinen«.

Die interpersonale Neurobiologie geht davon aus, dass das Hirn ein soziales Organ ist, dessen Aufbau sich durch Lebenserfahrungen strukturiert und entwickelt. Bereits die Erfahrungen der ersten Lebensjahre üben einen hohen Einfluss auf die Entwicklung des Gehirns und die Ausbildung weiterer Nervengewebe aus.

Das Interagieren von Nervenstruktur und Erfahrungen erfolgt durch permanentes Feedback vom Gehirn zum sozialen Verhalten und umgekehrt wiederum vom sozialen Verhalten zum Gehirn.
Zwischenmenschliche Beziehungen – insbesondere Bindungsbeziehungen – üben einen prägenden Einfluss auf das Gehirn aus und können die Gehirnstruktur im Laufe eines Lebens verändern. So übt ein negatives Umfeld nachteilige Wirkung auf die Gehirnstruktur aus, wohingegen harmonische Verbindungen positive Wirkungen zeigen.

Dieser Zusammenhang war offensichtlich für den russischen Schriftsteller Leo Tolstoi bereits vor 130 Jahren kein Geheimnis. Seinen Roman und Klassiker der Weltliteratur »Anna Karenina« beginnt er mit dem Satz: »Alle glücklichen Familien gleichen einander, jede unglückliche Familie ist auf ihre eigene Weise unglücklich.« Diese als »Anna-Karenina-Prinzip« bekannt gewordene Formulierung lässt sich nicht nur auf die Familienpsychologie übertragen, sondern auch auf andere Bereiche, wie unter anderem auf das Wirtschaftsleben.
Menschen nehmen gegenseitig Einfluss auf ihren inneren biologischen Zustand und beeinflussen langfristig gegenseitig den Aufbau des menschlichen Gehirns.
Cozolino bemängelt die westliche Wissenschaft und Philosophie, der er vorwirft Antworten zu suchen, die technisch und abstrakt sind, »statt sie in gelebten Erfahrungen und menschlichen Interaktionen zu suchen«.[64]
»In der Neurobiologie und Neurowissenschaft haben Forscher das Gehirn mit Scannern und auf dem Seziertisch untersucht, dabei haben sie allerdings oft den fundamentalen Kontext der sozialen Interaktion vernachlässigt, in dem das Gehirn blühen und gedeihen sollte.

Der Kampf zwischen Paradigmen ist nirgends offenkundiger als in der Psychiatrie mit ihrer dualen Historie in der Psychoanalyse und Neurologie.«

Der Mensch lebt also nicht isoliert als Individuum in seiner Umwelt, sondern

Körper, Geist und Seele erfahren ständig einen Wandel in wechselwirkender Verbundenheit mit dem sozialen Umfeld und der Natur als Lebensvoraussetzung.

Um nicht einem Wechselbad der Gefühle ausgeliefert zu sein, bedarf es einer Erkenntnis zahlreicher Einflussfaktoren und einer harmonischen Anpassung, mit anderen Worten Bewusstwerdung und Selbsterkenntnis.

3. Bewusstwerdung – Erkenne dich selbst

Der folgende Vorspann soll auf die gegenwärtige labile – wenn nicht gar bedrohliche – soziale Lebensführung der vorwiegend westlichen Hemisphäre hinweisen. Möge an dieser Stelle dieses Buches der Leser mit wachsamer Aufmerksamkeit sich kritisch gegenüber einer zunehmenden Lebenseinstellung von Gleichgültigkeit und Desinteresse gegenüber der mehr und mehr bedrohten sozialen Lebensgemeinschaft zuwenden.

Moralische Krise

Wie will sich der Einzelne gesund erhalten, ja geistig-seelisch intakt halten, wenn er in einer Gesellschaft lebt, deren zahlreiche politische Führer und deren Wirtschafts- und Finanzmagnaten durch skrupellose, korrupte, betrügerische Lebensweise eine destruktive Lebensvorgabe vorleben, in einer Gesellschaft, deren religiöse Führer diesem Treiben keine wirksame spirituelle Gegenkraft entgegenzusetzen vermögen?

Niccolò Machiavelli hat vor 500 Jahren die Politik als die Summe der Mittel bezeichnet, die nötig sind, um zur Macht zu kommen und sich an der Macht zu halten und um von der Macht den nützlichsten Gebrauch zu machen.

Man könnte sagen, »der Zweck heiligt die Mittel«. Jedoch wird die Vorgabe des nützlichsten Gebrauchs in das Gegenteil verkehrt und zur Absicherung eines asozialen Eigennutzes missbraucht.

Wo führt das hin? Im schlimmsten Fall zu einer rücksichtslosen Machtpolitik unter Ausnutzung aller Mittel.

Der Machtmissbrauch führt zwangsläufig in die moralische Krise, wenn nicht gar in den gesellschaftlichen Zusammenbruch.

Matthias Weik schlussfolgert: »Es spricht vieles dafür, dass die moralische Krise unserer Gesellschaft nicht eine Folge wirtschaftlicher Crashs ist, sondern dass der Niedergang der Moral die Krise möglich macht.«[65]

Es geht hier nicht lediglich um wirtschaftliche und finanzpolitische Systemkrisen, sondern wir haben es mit einer umfassenden Systemkrise zu tun, die gesellschaftliche, moralische und menschliche Faktoren betrifft.

C. G. Jung konstatiert ein Gefühl der Hilflosigkeit bei so vielen Menschen in westlichen Gesellschaften:

»Sie haben angefangen zu begreifen, dass unsere Schwierigkeiten moralischer Art sind und wir sie nicht durch Anhäufung nuklearer Waffen und durch wirtschaftlichen Wettbewerb lösen können. Viele von uns verstehen heute, dass moralische und geistige Mittel wirksamer wären, weil diese uns gegen die immer mehr zunehmende Infektion immun machen könnten.«[66]

Und weiter: »In dem Maße, wie unser wissenschaftliches Verständnis zugenommen hat, ist unsere Welt entmenschlicht worden.

Der Mensch fühlt sich im Kosmos isoliert, weil er nicht mehr mit der Natur verbunden ist und seine emotionale unbewusste Identität mit natürlichen Erscheinungen verloren hat.«

Zurück zu Matthias Weik: »Wir kommen nicht umhin, an dieser Stelle die Sinnfrage zu stellen: Was ist der Sinn unseres Daseins.

Wir leben heute mehr nebeneinander statt miteinander. Wir alle sind Teil des Problems – wir alle sind Teil der Lösung!

Was bedeutet das in Bezug auf die Gesundheitspolitik?

Planung, Organisation, Steuerung und Finanzierung des Gesundheitssystems, Verhandlungen mit Verbänden der Krankenkassen, mit Ärzten und Apothekern, mit der Pharmaindustrie und Regelung entsprechender Gesetze und Verordnungen sind eine Seite der Medaille.

Bedeutender und wirksamer für die Gesundheit der Bevölkerung erscheint hingegen die indirekte Gesundheitspolitik (Health in All Policies) durch Beeinflussung anderer gesundheitsrelevanter Politik- und Lebensbereiche, wie Bildung, Arbeit, Wohnen, Ernährung, Verkehr, Umwelt, Familie, Freizeit.

So äußert sich auch Matthias Weik: »Durch Bildung und Erziehung werden Werte, Moral und Ethik vermittelt sowie eine selbstverständliche Demut und Dankbarkeit und der Respekt für das Leben und die Natur.

Nur so kann ein natürliches, gesellschaftlich tief verankertes Leben frei von Gier und übertriebenem Egoismus wachsen.«

Was trägt nun Ayurveda in dieser Hinsicht bei?

Können Bewusstwerdung, Selbsterkenntnis, Selbstbewusstsein gegenüber negativen gesellschaftlichen Attributen vorbeugend und im Falle der Betroffenheit selbstheilend wirken?

Möglichkeiten geistiger Entwicklung

Wie bereits bei der geistigen Konstitution (Gunas) erwähnt, kann der Mensch seine geistige Entwicklung beeinflussen.

Je nach Tiefe seiner Erkenntnis lebt er in träger Form (Tamas), in lebendiger Form (Rajas) oder in selbstbewusster Form (Sattva).

Der in Trägheit lebende Mensch ist sich der Auswirkung seiner Lebensweise nicht oder nur begrenzt bewusst. Er hinterfragt nicht die Folgewirkungen seiner Handlungen, er ist den Gesetzen der Natur ausgeliefert und erlebt verschiedene Leiden.

Der lebendige Mensch ist sich der Gefahren der Sinnestäuschungen und seiner Handlungen bewusst. Er bemüht sich die Folgewirkungen in Maßen zu halten.

Der selbstbewusste Mensch ruht im Selbst (Swasthya). Er erkennt die in ihm wohnenden Kräfte und Gefahren und widersteht Verlockungen wie Wünschen, Werturteilen und Dogmen. Er lebt in der Vernunft (Buddhi), ist ein liebevoller Mensch, ein rücksichtsloses Ich ist ihm fremd.

Diese Verhaltensweise sagt schon vieles aus. Aber was ist dieses Selbst im Wesenskern, was bedeutet Selbsterkenntnis für den Menschen?

Die auffordernde Inschrift »Erkenne dich selbst« (gnothi seauton) im Tempel von Delphi ist hinlänglich bekannt und wird oft zitiert.

Der zweite Teil der Botschaft in dem Tempel »damit du das Göttliche in dir erkennst« ist jedoch weitestgehend unbekannt und bleibt daher unerwähnt.

Hier sind drei wesentliche Aspekte angesprochen: das Selbst, die Erkenntnis und das Göttliche im Menschen.

Da nur der erste Teil populär ist, ist es nicht verwunderlich, dass Erkenntnis beziehungsweise Selbsterkenntnis mit Wissen auf verstandesmäßiger Ebene angestrebt wird, ohne dass der göttliche Aspekt in diesem Zusammenhang beachtet wird.

Was ist denn mit dem »Göttlichen in dir« angesprochen?

Die meisten Menschen, die mir in meinem Leben begegnet sind und mit denen ich mich unterhalten habe, sind von einer Art geistiger Berührungsangst oder zumindest einer Irritation befallen, wenn von dem »Göttlichen« die Rede ist.

Immer wieder sagen meine Gesprächspartner, ein »aufgeklärter« Mensch der Moderne könne mit dem »Göttlichen« nichts anfangen.

Der Leitspruch der Aufklärung »Sapere aude« (Habe Mut, dich deines eigenen Verstandes zu bedienen) fordere den eigenen Verstand heraus und dieser komme zur Erkenntnis, dass das sogenannte Göttliche in dem Menschen lediglich eine glaubensbedingte religiöse Bedeutung habe.

Mit dem christlichen Glauben sei es zudem unvereinbar, von dem Göttlichen im Menschen zu sprechen, da Menschen keine Götter sind.

Nun, das süddeutsche »Griaß di God« ist uns geläufig, mit dem der Wunsch ausgedrückt wird, grüße dich Gott, ursprünglich »möge dich Gott segnen«.

Der hinduistische und auch allgemein in Indien übliche Gruß »Namaste« ist im westlichen Kulturkreis nicht so geläufig, allerdings bei Yoga Praktizierenden im Westen recht populär.

Dieser in Indien eher beiläufig angewandte Gruß wird durch eine leicht angedeutete Verbeugung mit vor der Brust in der Nähe des Herzens an den Handflächen zusammengelegten Händen ausgeführt. Namaste ist ein Sanskrit-Wort, das bei tieferem Studium mehrere Bedeutungen erkennen lässt. Wörtlich übersetzt bedeutet es »Ich beuge mich vor dir« (Nama ist der Bogen). Die verbreitetste Bedeutung ist »Ich beuge mich dem Göttlichen in dir« oder »Gott in mir verbeugt sich dem Gott in dir«.

Auch hier stößt diese Aussage auf Widerstand des christlichen Glaubens, denn Jesaja sagt, es gibt nur einen Gott, und er teilt nicht seine Herrlichkeit.[67] Im Alten Testament heißt es: »Du sollst keine anderen Götter neben mir haben.«[68] Eine Verbeugung oder irgendeine Art von Respekt für einen anderen Gott ist demnach Götzendienst.

Besteht hier ein Konflikt oder ist vielmehr eine Gemeinsamkeit erkennbar?

Um als Christ eine Stellungnahme abzugeben, die Aussagen einer anderen Religion betreffen, sollte er zuerst die Bedeutung und Herkunft dieser Aussage untersuchen.

Hierzu mag nun Nachfolgendes beitragen.

Aadil Palkhivala, der als einer der anerkanntesten Yogalehrer der Gegenwart gilt, intensiv Ayurveda studiert hat und einen professionellen Abschluss in Rechtswissenschaft, Physik und Mathematik vorweisen kann, zudem Buchautor von »Fire of Love« ist, interpretiert Namaste als »den Glauben an einen göttlichen Funken in jedem Menschen, der sich im Herzchakra befindet.

Die Geste ist eine Anerkennung der Seele durch die Seele in einer anderen.«[69]

Krishna lehrt Arjuna in der Bhagavadgita[70] den Unterschied zwischen göttlicher Erkenntnis (Jnana) und göttlicher Weisheit (Vijnana).

Erkenntnis und Wissen eignet man sich mit Hilfe der Sinne, wie des Sehvermögens und des Denkvermögens, an. Weisheit erlangt man durch unmittelbares Erfassen, durch Einsicht und Intuition. Erkenntnis geschieht auf einer verstandesmäßigen Ebene, Weisheit realisiert die Erkenntnis und ist fähig, sie im täglichen Leben anzuwenden. Wenn beides zusammenkommt, gibt es nichts Weiteres, was wissenswert ist.[71]

Auch wenn heute allgemein eingeräumt wird, dass Wissen primär auf sinnbetonte Erkenntnis beruht und Weisheit auf Intuition, wird darauf verwiesen, dass der moderne Mensch – eingeleitet durch die Säkularisierung – seine Herkunft nicht mehr in einem göttlichen Schöpfer begründet versteht.

Der Physiker und Philosoph Fritjof Capra sieht hierin einen Verlust der vollen Menschlichkeit, die durch die Cartesianische Angst gekennzeichnet ist, hervorgerufen durch die Trennung von Geist und Körper.[72]

Eine Wiedererlangung der vollen Menschlichkeit sei dann möglich, wenn die Beziehungen des die Menschheit umgebenden kulturellen und sozialen Lebensnetzes erkannt werden und der Mensch eine Wiederankoppelung an dieses ihn umgebende Lebensnetz erfährt.

Mata Satyamayi kommentiert die vierzig Verse über das Selbst von Sri Ramana Maharshi [72a]: Trotz aller äußeren Einflüsse des Abendlandes fehlt der indischen Mentalität der Bruch, den die Aufklärung (Säkularisierung) in das innere Gleichgewicht des Westens gebracht hat. Und dieses intellektuelle Wissen hat das Göttliche verneint oder sogar einen göttlichen Kern der Welt für unmöglich gehalten.

»Glaube« ist kein intellektuelles » Für wahr halten«», sondern eine lebendige innere Gewissheit vom großen Einen«.

Friedrich von Schiller, Arzt, Dichter, Philosoph und Historiker, sieht die Ausbildung des Empfindungsvermögens im Vergleich zur Aufklärung als das dringlichere Bedürfnis der Zeit.

Er übersetzte »Sapere aude«[73] mit »Erkühne dich, weise zu sein«.

Schiller bemerkte, dass alle Aufklärung des Verstandes nur insofern Achtung verdient, als sie auf den Charakter zurückfließt. Sie geht auch gewissermaßen von dem Charakter aus, weil der Weg zu dem Kopf durch das Herz geöffnet werden muss. Ausbildung des Empfindungsvermögens ist also das dringendere Bedürfnis der Zeit, nicht bloß weil sie zu einem Mittel wird, die verbesserte Einsicht für das Leben wirksam zu machen, sondern darum, weil sie zur Verbesserung der Einsicht erweckt.

Die Verbesserung der Einsicht führt – wie oben erwähnt und von Krishna in der Bhagavadgita erläutert – zur Weisheit, die unmittelbares Erfassen und Intuition einschließt.

Hier komme ich zurück zum Menschen, der im Selbst (Swasthya) ruht und im Bewusstsein (Buddhi) lebt.

Um Missverständnisse auszuschließen, seien in diesem Zusammenhang auch Begriffe wie Chitta (Unbewusstsein, auch Anlage zum höheren Bewusstsein), Manas (Geist) und Ahamkara (Selbstbewusstsein im Sinne von Ego) erläutert.[74]

Am besten eignet sich hier eine Beschreibung der Geistesfunktionen.

Bedeutung von Geistesfunktionen im Ayurveda

Die sattvischen Geistesfunktionen innerer Frieden, Freude, Verhaftungslosigkeit, klares Gedächtnis entsprechen Chitta.

Die sattvischen Geistesfunktionen klare Wahrnehmung, Unterscheidungsvermögen, Ehrlichkeit, Toleranz, feste ethische Regeln entsprechen Buddhi.

Die sattvische Geistesfunktion Kontrolle der Sinne entspricht Manas.

Die sattvischen Geistesfunktionen spirituelle Vorstellung der Selbsthingabe, Respekt vor allen Lebewesen entsprechen Ahamkara.

Die rajasischen Geistesfunktionen Sorgen, Wünsche, Gereiztheit, Zorn entsprechen Chitta.

Die rajasischen Geistesfunktionen kritischer Geist, rechthaberisch, bewertend, engstirnig entsprechen Buddhi.

Die rajasischen Geistesfunktionen viele Wünsche, Aggressivität, Konkurrenzdenken, Willensstärke entsprechen Manas.

Die rajasischen Geistesfunktionen ehrgeizig, anmaßend, eitel, selbstgefällig entsprechen Ahamkara.

Die tamasischen Geistesfunktionen tiefsitzende Blockaden und Verhaftungen, Depressionen, Hassgefühle entsprechen Chitta.

Die tamasischen Geistesfunktionen tiefsitzende Vorurteile, Unehrlichkeit, Festhalten an der eigenen Meinung, Enttäuschungen entsprechen Buddhi.

Die tamasischen Geistesfunktionen leicht beeinflussbar, endloses Grübeln, verstrickt in gewaltsame Empfindungen, Drogensucht entsprechen Manas.

Die tamasischen Geistesfunktionen negative Vorstellung von sich selbst, Ängste, Abhängigkeit entsprechen Ahamkara.

Buddhi korrespondiert sinngemäß mit Noesis, worunter Platon das höchste Erkenntnisvermögen versteht, das das unwandelbare Seiende unmittelbar und wirklichkeitsgemäß erfasst, unabhängig von jeder Sinneswahrnehmung.
Das destruktive Ich (Ego) zu überwinden und zu Buddhi, der transpersonalen geistigen Fähigkeit des Verstandes zurückzukehren, ließe sich hier mit der Wiedererlangung der Menschlichkeit im Sinne von Fritjof Capra vergleichen.
Wie die Eigenschaften positiv genutzt und entwickelt werden können, wird im abschließenden Kapitel näher erläutert.

Hier sollte der Begriff Swasthya (im Selbst ruhen) weiter untersucht werden.
Swasthya, ein Ausdruck für Gesundheit im Ayurveda, setzt Selbstentwicklung voraus.
Was kann man darunter verstehen?
In diesem Zusammenhang sei zunächst der weiter oben in diesem Buch angesprochene Begriff Individuation näher erläutert.
Der lateinische Ursprung »individuare« bedeutet sich unteilbar machen, sich untrennbar machen. Gemeint ist ein Prozess des Ganzwerdens, zu etwas Einzigartigem, zu einem Individuum. Der Prozess der »Selbstwerdung« ist die Entfaltung der eigenen Anlagen im Rahmen der eigenen Möglichkeiten durch schrittweise Bewusstwerdung und Verwirklichung seiner Einzigartigkeit.
C. G. Jung formuliert es so: »Individuation bedeutet: zum Einzelwesen werden, und, insofern wir unter Individualität unsere innerste, letzte und unver-

gleichbare Einzigartigkeit verstehen, zum eigenen Selbst werden. Man könnte ›Individuation‹ darum auch als ›Verselbstung‹ oder als ›Selbstverwirklichung‹ übersetzen.«[75]

Ausgang und das Ziel des lebenslangen Individuationsprozesses ist das Selbst. Nach und nach werden durch neue und umfassendere Anpassungsleistungen immer mehr Bereiche des Unbewussten dem Bewusstsein eingegliedert.

L. von Franz, eine Mitarbeiterin von C. G. Jung, unterscheidet die angeborene Möglichkeit der Individuation von der bewusst erfassten und gelebten seelischen Ganzwerdung.

Zur Verdeutlichung verweist Franz auf das Bild einer Bergföhre mit all ihren schon im Samen angelegten Möglichkeiten.[76]

Das ganzheitliche Wesen dieser Föhre reagiert auf spezielle Umstände wie Erdbeschaffenheit, Neigung des Hanges, Windverhältnisse usw. und entwickelt sich zu einer einmaligen, nicht wiederholbaren, einzigen Föhre, welche die einzig wirkliche ist, denn die Föhre an sich ist nur die Möglichkeit des Baumes.

Wird sich der Mensch dieses Wachstums bewusst, so erlebt er diesen Wachstumsprozess als Wirklichkeit, an der er nach Franz durch freie Willensentscheidung mitwirken kann.

Dieses von Franz als Individuationsprozess im eigentlichen Sinne bezeichnete Geschehen ist beim Menschen mehr als das Zusammenwirken des Ganzheitskeimes und der Schicksalsumstände.

Ein unsichtbares schöpferisches Einwirken greift hier in persönlich individueller Weise ein.

Dem eigentlichen tieferen Sinn kann man aber nur näher kommen, wenn man sich von jedem Nützlichkeitsdenken, jedem Zweckdenken befreit.

Dieser Aspekt der Befreiung, des Loslassens wird auch in der Bhagavadgita an mehreren Stellen besonders hervorgehoben.

So zum Beispiel im 6. und 18. Kapitel[77]: »rībhagavānuvāca anāśritaḥ karmaphalaṃ kāryaṃ karma karoti yaḥsa saṃnyāsī.« Krishna sprach: Wer die ihm auferlegte Pflicht erfüllt, ohne an den Früchten seiner Handlungen zu hängen – der ist ein Sannyasin (einer, der losgelassen hat, frei ist).

Auch ein sattvisch Handelnder sei in der Weise vollkommen, da er frei von Egoismus und Anhaftung, unbeeinflusst von Erfolg oder Misserfolg und mit Enthusiasmus und Entschlossenheit ausgestattet ist.

Bei dem Prozess der Selbstwerdung ist sowohl das Bewusstsein als auch möglicherweise in stärkerem Maße das Unbewusste beteiligt. Nach C. G. Jung bedeutet das: »Wenn das Bewusstsein aktiv Anteil nimmt und jede Stufe des Prozesses erlebt und wenigstens ahnungsweise versteht, so setzt das nächste Bild jeweils auf der dadurch gewonnenen höheren Stufe an, und so entsteht Zielrichtung.«[78]

4. Prävention und Selbstheilung – Eckpfeiler des Ayurveda

Zu Beginn dieses Kapitels sei noch einmal ausdrücklich darauf hingewiesen, dass folgender Beitrag in diesem Buch nicht als Anleitung oder Empfehlung zur Selbstheilung verstanden werden soll und keinen Arztbesuch bei Vorliegen einer der hier dargestellten Krankheiten ersetzt.

Die Ausführungen sind lediglich als informative Darstellung ayurvedischer Einschätzung und entsprechender Behandlungsweisen der hier beispielhaft beschriebenen neurologischen Erkrankungen gedacht.

Die folgenden Ausführungen mögen an diesen wenigen Beispielen einen Einblick vermitteln, wie komplex ayurvedische Therapiemaßnahmen wechselwirkend ineinandergreifen und so zusammenwirkend einen umfangreichen Synergieeffekt bewirken.

Ayurveda als ganzheitliche Medizin vertritt die Auffassung, dass der Mensch in seiner Ganzheit als eine Einheit von Körper, Seele und Geist in seiner Beziehung zur natürlichen, sozialen, künstlichen und übersinnlichen Umwelt in seiner Ganzheit angesehen werden muss und nicht lediglich in seinen Teilaspekten.

»Das Ganze ist mehr als die Summe seiner Teile.«[79]

Für den Leser der westlichen Hemisphäre mögen einige der hier dargestellten ayurvedischen Therapiemaßnahmen befremdlich und sogar ekelerregend erscheinen, wie zum Beispiel Gomutra, die Verabreichung von Kuhurin, unter anderem bei Vorliegen einer Depression.

Weitere ayurvedische Anwendungen zur Behandlung der Depression, wie die Nasenspülung (Nasyam) und verschiedene Einläufe (Basti), mögen ebenso dem westlichen Leser als Quacksalberei erscheinen, deren es an wissenschaftlichen Studien und somit einer wissenschaftlich bestätigten Wirksamkeit mangelt.

An dieser Stelle bitte ich den interessierten Leser unbefangen von Vorurteilen, fixierten Denkmustern und konditionierten Verhaltensweisen sich mit dem tieferen Hintergrund der eben erwähnten ayurvedischen Applikationen ein wenig vertraut zu machen.

Ayurveda ist eine Erfahrungswissenschaft, die über mehrere Jahrtausende Erkenntnisse in einem offenen Medizinsystem heilwirksame Maßnahmen umgesetzt hat.

Vorbeugende Maßnahmen sind das erste und vordringlichste Anliegen des Ayurveda. Im Fall einer Erkrankung werden ganzheitliche Maßnahmen berücksichtigt, die Körper, Geist und Seele des betroffenen Menschen individuell (konstitutionsgemäß) in seiner sozialen Umwelt ansprechen.

Chronische Krankheiten haben sich nicht »über Nacht« eingestellt, sondern haben sich durch gewisse negative exogene und endogene Einflussfaktoren über einen längeren Zeitpunkt herausgebildet. Die Krankheitsursache ist in den seltensten Fällen monokausal begründet, sondern verbirgt sich vielmehr in multikausalen Facetten, die wechselwirkend ineinandergreifen, wie auch die moderne Medizinrichtung der Psycho-Neuro-Endokrino-Immunologie erkannt hat (wie oben näher erwähnt).

Ayurveda behandelt nicht Symptome einer Krankheit, sondern wendet eine Palette von Maßnahmen an, die an der Ursache ansetzen.

An den Beispielen manische Depression (bipolare affektive Störung) und starke depressive Episode versuche ich die Rationalität der verschiedenen ayurvedischen Anwendungen zu erläutern.

Zuvor erscheinen mir einige klarstellende Überlegungen zur Gesundheit und Krankheit angebracht, die ich mit der nachfolgenden knappen Definition von Caraka beginne:

Gesundheit ist Zufriedenheit, Krankheit ist Unzufriedenheit

»Gesundheit ist Zufriedenheit, Krankheit ist Unzufriedenheit.«[80]
Diese geraffte Definition, vor rund 2.500 Jahren von Caraka, einem der großen indischen Ärzte, in der Samhita verfasst und in dem Grundlagenwerk der inneren Medizin wiedergegeben, mag im ersten Moment vordergründig erscheinen.

Bei näherer Betrachtung erweist sich jedoch diese auf das Wesentliche beschränkte vedische Erkenntnis als konzentriertes Wissen, das einer Erläuterung bedarf.

Als Synonym für Zufriedenheit werden unter anderem folgende Begriffe verstanden: Genügsamkeit, Frohsinn, Lebensbejahung, Gelassenheit, Anspruchslosigkeit, Zuversicht, Harmonie, Heiterkeit, Glückseligkeit, Wonne, Frieden, Lebensmut, Urvertrauen, Wohlbehagen, Freude, Freundschaft, Einklang, Gleichgewicht.

Könnte man Caraka so interpretieren, dass bei Vorhandensein dieser Eigenschaften auch Gesundheit vorhanden ist und dass bei Vorliegen gegenteiliger Eigenschaften Krankheit vorliegt?

EXKURS: Glücklichsein, Gesundheit, Langlebigkeit

An dieser Stelle sei unter anderem auf den Lebensstil des dänischen Volkes hingewiesen, da die Lebensführung dieses Volkes aufschlussreiche Rückschlüsse auf die Lebensqualität seiner Einwohner und damit auch des einzelnen Bürgers zulässt.

Gemäß dem für die Vereinten Nationen erstellten World Happiness Report sind die Dänen eines der glücklichsten Völker der Welt und dies trotz der dunklen Wintermonate, die eigentlich SAD (Winterdepression) begünstigen.

In dem Glücksbericht sind soziale und ökonomische Umfragedaten einzelner Länder analysiert, wie zum Beispiel Einkommen, Freiheit in den eigenen Entscheidungen, Arbeitsbedingungen und Gesundheit.[81]

Neben diesen Faktoren spielen nach allgemeiner Einschätzung weitere Bereiche wie soziale Gerechtigkeit, wahrgenommene Korruption im öffentlichen Sektor, Arbeitsmarktzugang, Zukunftsaussichten für Kinder und Jugendliche eine bedeutende Rolle für das Glücksempfinden eines Volkes.

Nach dem Social Justice Index 2017 (soziale Gerechtigkeit) belegt Dänemark Platz 1 mit 7,39 Punkten innerhalb der 28 EU-Länder bei einem EU-Durchschnitt von 5,85.

Ebenso rangiert Dänemark in dem Index »Arbeitsmarktzugang und Zukunftsaussichten für Kinder und Jugendliche« an erster Stelle.[82]

Im Corruption Perception Index (CPI) – wahrgenommene Korruption im öffentlichen Sektor – von 174 untersuchten Ländern in 2014 bei Beamten und Politikern erreichte Dänemark mit 92 von 100 erzielbaren Indexpunkten einen hohen integren Wert, also weitestgehend frei von Korruption. Mit einem Wert von null Indexpunkten wird eine sehr korrupte Wahrnehmung ausgedrückt.[83]

Diese Beispiele geben schon einen Hinweis, warum ein Volk wie das der Dänen glücklich bezeichnet werden kann. Recht deutlich lässt sich dies durch den Kernbestandteil der dänischen Tradition erklären, der in dem Phänomen »Hygge« zum Ausdruck kommt.

Die Dänen betrachten sich als soziale Wesen, deren Zufriedenheit in engen Beziehungen zum Ausdruck kommt. Die wichtigsten gesellschaftlichen und zugleich engen Beziehungen sind die, die man mit anderen gemeinsam erlebt. Das Erleben, verstanden zu werden, wo Gedanken und Gefühle ausgetauscht werden und man sowohl gibt als auch Unterstützung empfängt, ist in einem Wort ausgedrückt: Hygge.[84]

Hygge ist ein typischer Lebensstil der Dänen, der durch herzliche Atmosphäre gekennzeichnet ist, mit dem das Gute im Leben mit netten Menschen geteilt wird. Freunde, Nachbarn und nicht zuletzt die Familie gehören zu Hygge, mit denen man gerne gemeinsam Essen und Trinken ausgiebig genießt und sich viel Zeit lässt für eine anregende Unterhaltung, aus der Reizthemen wie Politik und Religion ausgeklammert bleiben.

Allerdings stellt sich die Frage, sind die glücklichsten Menschen auch die gesündesten und langlebigsten?

Die Annahme liegt nahe, dass die glücklichen Dänen die längste Lebenserwartung der Welt haben. Dies ist jedoch nicht der Fall. Die Dänen rangieren an 27. Stelle und leben im Durchschnitt etwas mehr als ein Jahr länger als die Amerikaner.[85]

Die Dänen rauchen viel, konsumieren viel Fleisch und Zucker, was nicht mit einem langen und gesunden Leben vereinbar ist.

So ist es nicht verwunderlich, dass die Dänen im Gesundheitssektor nur Rang 9 innerhalb der 28 EU-Länder erreichen.

Noch schlechter sieht es für Dänemark in einigen Bereichen des Gesundheitssektors, zum Beispiel bei den Krebserkrankungen als Todesursache und Erkrankungen der Atemwege, als Todesursache aus.

Nach Ungarn weist hier Dänemark gemäß einer Statistik der standardisierten Sterberate der EU-Länder die zweithöchste Rate bei Krebserkrankungen als Todesursache und bei den Erkrankungen der Atemwege die dritthöchste Rate auf.[86]

Kann ein Volk trotz dieser unerfreulichen Lage im Gesundheitsbereich wirklich glücklich sein? Nach Caraka erscheint dies widersprüchlich zu sein. So liegt die Frage nahe, ob die dem UN-Bericht zugrundeliegende Definition von Glück geeignet ist die tiefere Bedeutung von Glück wirklich aufzuzeigen?

Glück, wie zum Beispiel im World Happiness Report gemessen – am Einkommen, an der Freiheit in den eigenen Entscheidungen, in Arbeitsbedingungen, an einem sorgenfreien Leben in materiellem Wohlstand –, ist vielleicht zu einseitig an den Wertvorstellungen der zivilisierten Welt orientiert und lässt womöglich wichtige Faktoren von Wertmaßstäben indigener Völker außer Acht, die möglicherweise ein ganz anderes und tiefergehendes Verständnis von Glück haben.

Das nachfolgende Beispiel der Lebensauffassung und Lebensweise eines kleinen Volkes (oder zutreffender Stammes) am Macai-Fluss im Amazonasgebiet Brasiliens kann sicherlich nicht von dem Rest der Welt übernommen werden, mag jedoch einige interessante Fragen aufwerfen und Antworten liefern, wie der Lebensstil der zivilisierten Welt positive Aspekte der Pirahã, die dort leben, annehmen kann, die in der Zivilisation verlorengegangen sind. Sie leben an einem Nebenfluss des Amazonas zwei Tagesreisen mit dem Boot von den Außenrändern der Zivilisation entfernt, kommen noch heute weitgehend ohne zivilisatorische Errungenschaften aus, ohne Strom, ohne Telefon und auch ohne Arzt.

Der Linguistikprofessor Daniel Everett lebte drei Jahrzehnte lang bei den Pirahã und begeisterte sich für ihre ungewohnte Wahrnehmung der Welt, in der es keine Zahlen gibt, keine Schilderungen der Vergangenheit, kaum Begriffe für Abstraktes. Die Pirahã führen zudem einen regelmäßigen Dialog mit Geisterwesen.

Everett beschreibt in seinem Buch »Das glücklichste Volk«[87], wie die Pirahã ein Leben im Hier und Jetzt führen, von dem auch ihre Sprache nach dem Prinzip des unmittelbaren Erlebens geprägt ist. Gegenüber dem Tod zeigen diese Menschen eine stoische Haltung. Vorstellungen an eine abstrakte Autorität finden sie eher belustigend. Everett ist insbesondere von der Fröhlichkeit der Indianer beeindruckt. Auch bei Missgeschicken herrscht Fröhlichkeit und gute Laune. Sie sind voller Zuversicht, Sorgen um die Zukunft sind so gut wie unbekannt.

Everett kommt zu dem Schluss: »Und die Qualität ihres Seelenlebens, ihr Glück und ihre Zufriedenheit sprechen stark für ihre Wertvorstellungen.«

Was kann die moderne Industrie- und Dienstleistungsgesellschaft zur Verbesserung ihrer Lebensqualität hiervon annehmen? Sich von einem Indianerstamm fernab der Zivilisation bekehren zu lassen, geht das? Können moderne Menschen zu diesem sie schützenden Urvertrauen zurückfinden, keine Angst vor dem Tod, auch bei Missgeschicken Fröhlichkeit und gute Laune behalten, voller Zuversicht und ohne Sorgen der Zukunft begegnen?

Hier werden Aspekte angesprochen, die bei den Wertmaßstäben im World Happiness Report bestenfalls nur gestreift wurden, jedoch für Glück im tieferen Sinne unentbehrlich sind.

An dieser Stelle sei anhand von zwei Stellen aus der Bhagavadgita und der Caraka Samhita die tiefere Bedeutung der erwähnten Aspekte skizziert. So wird als Erleuchteter jemand bezeichnet, dessen Geist durch Kummer und Not nicht in Unruhe versetzt wird, der nicht in Niedergeschlagenheit verfällt, wenn ihm ein Unglück verfällt.[88] Man erreicht große Ziele nicht in irgendeiner demnächst eintretenden Zukunft. Das sorgenvolle Denken neigt dazu, von dem einzig wirklichen Ziel abzulenken, sich mit dem wahren inneren Selbst zu vereinigen.[89] Der weise Mensch unterliegt nicht der Verblendung, dass er materieller Körper ist. Dieser Wahn ist der eigentliche Inbegriff des Ego.[90]

Caraka[91] sieht das Elend in einer falschen Vorstellung von »Mein-Sein begründet. Wenn im Folgenden die Erkenntnis erwächst, wenn man weiß, dass man nicht der Körper ist, wenn man das »mein« überwindet, transzendiert der Erkennende mit dieser Wahrheit alles.

Das ähnelt sehr der Lebenseinstellung der Pirahã, die ein Leben im Hier und Jetzt führen, die gegenüber dem Tod eine stoische Haltung zeigen, bei Missgeschicken gute Laune behalten und denen Sorgen um die Zukunft so gut wie unbekannt ist.

Man vergleiche auch die Bibelstelle Matthäus 6, 25/26: »Darum sage ich euch: Sorget nicht für euer Leben, was ihr essen und trinken werdet, auch nicht für euren Leib, was ihr anziehen werdet. Ist nicht das Leben mehr denn Speise? Und der Leib mehr denn die Kleidung? Sehet die Vögel unter dem Himmel an: Sie säen nicht, sie ernten nicht, sie sammeln nicht in die Scheunen; und euer himmlischer Vater nährt sie doch. Seid ihr denn nicht viel mehr denn sie.«

Aus diesen an Beispielen aufgezeigten Lebensauffassungen ist möglicherweise im tieferen Kern ein Universalprinzip erkennbar, das das Tor zur Vervollkommnung des Menschseins öffnet.

Inwieweit diese Haltung im Ayurveda und Yoga zum Ausdruck kommt und von universeller Bedeutung ist, werde ich im Schlusskapitel »Ayurveda und Yoga, die magische Verbindung zwischen dem menschlichen Leben, der Umwelt und dem Universum« versuchen darzustellen.

Hier spanne ich einen Bogen und zitiere ich noch einmal Caraka: »Gesundheit ist Zufriedenheit, Krankheit ist Unzufriedenheit.«

Die Bedeutung und die Erkenntnis, dass zufriedene Menschen im Allgemeinen keine pathologischen Symptome zeigen, wird bemerkenswerterweise auch als Kriterium in der modernen Psychotherapie genutzt.[92]

Es sei hier bereits erwähnt, dass Ayurveda beziehungsweise Yoga sich deutlich von der modernen Psychoanalyse unterscheidet, da die Untersuchung negativer psychischer Muster und die psychologische Analyse ihrer Entstehung allein diese Probleme nicht lösen.

Frawley hebt hervor, dass hingegen ein Mantra das Schwingungsmuster des Bewusstseins verändert und somit negative psychische Muster aufgehoben werden können.[93] Ein Mantra verändert die energetische Struktur im geistigen Bereich auf positive Weise und ist daher geeignet, das Problem zu lösen.

So viel zu Caraka und der prägnanten Gegenüberstellung von Zufriedenheit und Gesundheit.

Die klassische ayurvedische Definition von Gesundheit beschreibt verschiedene Voraussetzungen von Gesundheit. Diese formulierte Sushruta, der indische Chirurg und vermutliche Autor der Sushruta Samhita Sutrasthana, das zusammen mit dem Caraka Samhita zu den ersten Texten der ayurvedischen Medizin gehört[94]:

»sama dosha sama agnischa sama dhatu mala kriyaaha|
Prasanna atma indriya manaha *swasthya* iti abhidheeyate.«

Im Einzelnen sind demnach die Voraussetzungen für Gesundheit diese: Ausgeglichenheit der Doshas. Mit Dosha sind die funktionellen Prinzipien im Körper (Vata, Pitta und Kapha) angesprochen, die alle physiologischen, psychologischen und spirituellen Aspekte des eigenen Lebens bestimmen.

Ayurveda beschreibt im Detail, wie sie mit ihren jeweils fünf Untergliederungen subtil miteinander verflochten sind und im Gleichgewicht gehalten werden können.

Normalzustand von Geweben (Dhatus) und Ausscheidungen (Malas) und Stoffwechselvorgängen (Agni). Ayurveda betrachtet gesunde Ausscheidungsfunktionen als eine wesentliche Voraussetzung für perfekte Gesundheit. Neben der Aufnahme und der Verdauung der Nahrung und Flüssigkeit kommt dem Darm eine entscheidende Rolle bei der Abwehr von schädlichen Substanzen und Krankheitserregern zu. Die verschiedenen Aufgaben werden dann bestmöglich bewerkstelligt, wenn Darmschleimhaut, das darmassoziierte Immunsystem und die Darmflora sich optimal aufeinander abstimmen.

Voraussetzung für die Gesundheit sind vor allem normale Sinnesfunktionen (Indriya), intakte Körperintelligenz, Wohlbefinden des Geistes (Manaha) und eine glückliche Seele (Atma).

Wenn schließlich innere Zufriedenheit, Einklang von Seele, Geist und Sinnen sowie soziales Wohlergehen den Lebensstil allumgreifend bestimmen, ruht der Mensch in seinem Angelpunkt, in Swasthya, und erfreut sich optimaler Gesundheit.

Erwähnt sei hier, dass die Weltgesundheitsorganisation (WHO) vor über 70 Jahren ein positives und ganzheitlich orientiertes Gesundheitsverständnis in ihrer Definition von Gesundheit zum Ausdruck gebracht hat. Diese Definition geht weit über den biomedizinischen Ansatz hinaus, der Gesundheit als einen Zustand bezeichnet, in dem Erkrankungen und pathologische Veränderungen nicht nachgewiesen können.[95]

WHO: »Gesundheit ist ein Zustand des vollständigen körperlichen, geistigen und sozialen Wohlergehens und nicht nur das Fehlen von Krankheit oder Gebrechen.«[96]

Dem naturwissenschaftlich verstandenen engen Begriff von Gesundheit nach dem biomedizinischen Modell »als Abwesenheit von Krankheit« steht in der heutigen Zeit ein ganzheitlicher Begriff von Gesundheit gegenüber. Gesundheit kann sich auf den einzelnen Menschen beziehen und als Zustand des körperlichen wie geistigen Wohlbefindens oder der physischen und psychischen Funktions- und Leistungsfähigkeit begriffen werden.

Nach dem Verständnis des Sozial- und Gesundheitswissenschaftlers Klaus Hurrelmann ist Gesundheit ein angenehmes und durchaus nicht selbstverständliches Gleichgewichtsstadium von Risiko- und Schutzfaktoren, das zu jedem lebensgeschichtlichen Zeitpunkt immer erneut in Frage gestellt ist. Gelingt das Gleichgewicht, dann kann dem Leben Sinn und Freude abgewonnen werden, es ist eine produktive Entfaltung der eigenen Kompetenzen und Leistungspotenziale möglich, und es steigt die Bereitschaft, sich gesellschaftlich zu integrieren und zu engagieren.[97]

Die von Hurrelmann formulierte Begriffsbestimmung der Gesundheit wird allgemein als eine konsequente Weiterentwicklung der oben erwähnten Definition der WHO verstanden und inzwischen von allen Disziplinen der Gesundheitswissenschaften angewandt.

Dieses Konzept kommt im Wesentlichen auch der Auffassung von Antonovsky nahe, der die Ausprägung eines »Kohärenzsinns« im Rahmen der Salutogenese (Entstehung von Gesundheit) dem Einzelnen die eigene Lebenswelt durch Erkenntnis der Schutz- und Risikofaktoren verstehbar macht und als sinnhaft und beeinflussbar erscheinen lässt. Ein Mensch mit ausgeprägtem Kohärenzsinn besitzt ein positives Selbstbild und Selbstvertrauen und ist in der Lage, dem Leben Freude und Sinn abzugewinnen, und fördert kreatives Ausleben des eigenen Leistungspotenzials.

Zugleich steigt die Bereitschaft zu gesellschaftlicher Integration und Engagement und somit nach dem Psychologen und Glücksforscher Mihaly Csikszentmihalyi auch das menschliche Wohlbefinden.[98]

»Unser Wohlbefinden nimmt zu, wenn wir unsere Energie auf Ziele verwenden, die über den Augenblick und das Eigeninteresse hinausreichen.

Kurzfristige Ziele zu verfolgen macht uns glücklicher, als keinerlei Ziele zu verfolgen; langfristige Ziele zu verfolgen macht uns glücklicher, als kurzfristige Ziele zu verfolgen; die Arbeit an der eigenen Vervollkommnung macht uns glücklicher als irgendwelche Vergnügungen und der Einsatz für das Wohlbefinden eines anderen Menschen oder einer größeren Gesamtheit macht uns glücklicher als der Einsatz für egozentrische Ziele.«

Wie später erläutert, sind Zufriedenheit, Wohlbefinden und deren soeben erwähnten assoziierten Begriffe Zielsetzung yogischer Praxis in dem Erstreben, letztendlich geistige Vervollkommnung zu erlangen.

So wie Gesundheit ein angenehmes und durchaus nicht selbstverständliches Gleichgewichtsstadium darstellt, das zu jedem lebensgeschichtlichen Zeitpunkt immer erneut in Frage gestellt ist, verhält sich auch das Glückserlebnis. Gelingt es, das Gleichgewicht zu halten, dann kann dem Leben Sinn und Freude abgewonnen werden.

Glück und Zufriedenheit sind ebenso wie Gesundheit nicht etwa der natürliche Zustand, der einem zufällt, sondern etwas, um was man sich intensiv bemühen muss. Glücklich sein zu können und sich zufrieden zu fühlen, sind innerliche Zustände – und sie sind leicht vergänglich.

Jeder ist nicht seines Glückes Schmied, sondern jeder sei seines Glückes Schmied.

Zum Verständnis von Glück sei hier eine unterhaltsame Anekdote von Gary Player, einem Golfer von Weltklasseformat wiedergegeben, die er in einem im Golf Digest Magazine 2002 veröffentlichten Interview zum Besten gab.[99]

»Ich übte in einem Sandbunker in Texas und dieser gute alte Junge mit einem großen Hut hielt an, um mich dabei zu beobachten. Der erste Schlag, den er sah, ging in das Loch.

Er sagte: ›Du bekommst 50 Dollar, wenn du den nächsten einlochst.‹ Ich schlug auch den nächsten ein.

Dann sagte er: ›Du erhältst 100 Dollar, wenn du das nächste auch einlochst.‹

Das ging ebenso, es waren drei in einer Reihe. Als er die Rechnung beglich, sagte er: ›Junge, ich habe noch nie jemanden so glücklich in meinem Leben gesehen.‹ Und ich schoss zurück: ›Nun, je härter ich übe, desto glücklicher bin ich.‹«

Zufriedenheit und Glück stellen sich nicht automatisch ein, es ist die Grundeinstellung zum Leben, innere Erfahrungen zu steuern und negative Erlebnisse positiv zu verarbeiten zu können.

Swasthya – im Selbst ruhen

Diese Grundeinstellung kommt im Ayurveda durch Swasthya (im Selbst ruhen) zum Ausdruck. Swasthya ist zugleich der ayurvedische Schlüsselbegriff für Gesundheit.

Um tiefer die Bedeutung von Swasthya verstehen zu können, sollte man sich damit auseinandersetzen, was mit Selbst gemeint ist. Wer bist du, was bist du und warum bist du, sind Fragen, deren Beantwortung einen näher zur Erkenntnis bringen kann.

Swasthya leitet sich ab vom Sanskrit-Begriff Swa, das »zu einem selbst gehörend« heißt. In diesem Kontext bedeutet Swasthya Selbstvertrauen, Selbstwertgefühl, Selbstbewusstsein und wohl insbesondere Urvertrauen.

Letzteres umfasst sowohl Vertrauen in sich selbst (ich fühle mich geborgen), als auch Vertrauen in andere (ich vertraue der Partnerschaft) und Vertrauen in die Welt (das Leben ist lebenswert).

Urvertrauen ermöglicht somit eine angstfreie Auseinandersetzung mit der sozialen Umwelt.

Es gibt zahlreiche Umschreibungen für Swasthya, wie zum Beispiel Wohlbefinden, Wohlbehagen, Zufriedenheit (Santosha im Yoga); Wohlstand; Entschlossenheit; Zustand des In-sich-selbst-Ruhens.

Im Schlusskapitel »Ayurveda und Yoga – die magische Verbindung« wird im Zusammenhang mit Patanjalis Yogasutras unter anderem der Begriff Zufriedenheit (Santosha) näher erläutert. Santosha bedeutet Zufriedenheit, die Freude, die aus einer inneren Gelassenheit entspringt.

Die eigene Natur zu erkennen und zu leben ist Voraussetzung und Ziel für ein erfülltes Leben. Solange wir in Kontakt mit unserem wahren Selbst – unserer innersten Natur – bleiben, ruht unsere Persönlichkeit in Gelassenheit und kann durch nichts erschüttert werden.

Sobald sich ein Mensch an eine Erfahrung in der Vergangenheit erinnert oder sich eines Projekts in der Zukunft bewusst wird, wird die Erfahrung seines lebendigen reinen Wesens zur Vorstellung seiner Person als Zentrum eines Ereignisses.

Wenn ich andererseits mich an ein Aufleuchten des Ichs erinnere, das ich erlebt habe, dann wird diese Erinnerung im selben Moment wieder präsent. Denn das Selbst als absolutes Bewusstsein ist zeitlos und raumlos. [100]

Eine Parallelaussage findet sich in der Bibel: »Bleiben wird allein das Ewige, das nicht erschüttert werden kann.«

Das ist es, was meiner Meinung nach dem Selbst am nächsten kommt. Diese Unerschütterlichkeit eines winzigen lebenden Wesens in einem unermesslichen Universum, von einer Ahnung des Ewigen, Seienden berührt, durch ein Lebensgefühl jenseits der Sinne und des Verstandes tiefgreifend mit dem im Verborgenen liegenden Keim allen Seins verbunden zu sein, keiner weiteren Besitztümer zu bedürfen, total frei zu sein, erfüllt zu sein mit Glückseligkeit.

Erwähnenswert seien weiterhin noch Begriffe der heutigen Zeit, wie »Flow Effekt« und »Oneness«, die höchsten Glücksmomenten entsprechen.

Nach dem bereits erwähnten Glücksforscher Csikszentmihalyi, anerkanntermaßen auch ein herausragender Wissenschaftler auf Gebiet der Flow-Theorie, wird durch die höchste Form von Konzentration und Spannung Selbstvergessenheit erreicht, wobei es subjektiv zu einer Verschmelzung mit der Umwelt kommt und anschließend nach Erreichen des Ziels die Heraushebung und Selbsterweiterung nacherlebt wird.[(101)]

Zum Oneness (Einssein) stellt Roger Gabriel (Raghavanand) für mich eine sehr anschauliche Betrachtung an.[(102)]

»Was ist Oneness (Einssein)?

Stellen Sie sich vor, dass Sie das ganze Universum sind. Sie leben in völliger Freude und Glückseligkeit. Stellen Sie sich vor, es gibt keine Vergangenheit oder Zukunft, nur jetzt. Stellen Sie sich vor, es gibt keinen Platz oder Zeit, nur eine unbegrenzte Ewigkeit.

Stellen Sie sich endlosen Frieden, Harmonie und bedingungslose Liebe vor. Stellen Sie sich keine Angst und Gleichheit in allen Dingen vor. Das ist Einssein.

Leider können wir uns das niemals vorstellen. Um etwas zu verstehen oder zu erleben, müssen wir es mit etwas anderem vergleichen, das uns sofort in die Dualität bringt. Einheit ist per definitionem unvergleichlich.

Ist es also möglich, Einssein zu kennen?

Ja, aber nur durch direkte Erfahrung, wenn wir über den Geist, über den Intellekt und über das Ego hinausgehen. Einheit ist das Zusammenkommen aller Gegensätze. Es ist immer bei uns als Basis und zugrundeliegendes Wesen von allem.

Es ist nichts an sich, aber enthält das Potenzial für alles. Wir müssen über die Sinne hinausgehen, jenseits der Dualität, um Einssein zu finden.«

Abschließend ein inspirierendes Vedanta-Zitat:

»Der Unwissende (in Dualität absorbiert) wünscht materiellen Reichtum; der Intelligente (Sucher auf dem Weg) wünscht Erleuchtung; aber der Weise (Kenner von Oneness) liebt und empfängt alles.«

So viel zur Prävention und Gesundheit, wenden wir uns nun dem ayurvedischen Konzept von Krankheit zu.

<u>Hinweis:</u>

Die nun folgenden Ausführungen mögen für den einen oder anderen Leser oder die Leserin von besonderem Interesse sein. Für den unbefangenen Leser mögen die Bemerkungen recht abstrakt erscheinen und daher nur »überflogen« werden. Sie dienen allerdings dem Zweck, die komplexe Vorgehensweise der ayurvedischen Diagnose und Therapie zu verdeutlichen und so hoffe ich, dass diese Darstellungen auch von zuletzt angesprochenen Lesern beachtet werden.

Die in späteren Abschnitten dargestellten Ausführungen zur manisch-depressiven Erkrankung und zur starken depressiven Episode beabsichtigen, an diesen Beispielen einen Überblick über die äußerst vielseitige Behandlungsweise ayurvedischer Medizin bei derartigen Erkrankungen zu geben.

Erkennen von Krankheitsursachen

Wie reagiert Ayurveda auf einen Krankheitsfall?

In einem Krankheitsfall bemüht sich der Ayurveda die spirituellen und emotionalen Hintergründe der Krankheit zu erkennen. Ein erheblicher Teil der Krankheiten ist in psychischen Ursachen begründet. Ursachen sind meist falsche Gedankenmuster, unverarbeitete emotionale Eindrücke und negativ besetzte Ausdrucksformen der Psyche.

Ayurveda hilft im ganzheitlichen Sinne die grob- und feinstofflichen Zusammenhänge von Mensch und Natur bewusst werden zu lassen und führt somit zur Heilung. Darüber hinaus öffnen ayurvedische Heilanwendungen den Blick auf die spirituelle Dimension jenseits von Raum und Zeit.

Ayurveda hat ein tiefes Verständnis von der Krankheit und ihrer zeitlichen Entstehung und dem Verlauf, der sich in sechs Krankheitsphasen widerspiegelt (siehe unten).

Vorangestellt sei ein Vers aus dem klassischen Ayurveda.[103]

»Janmaantara kritam paapam vyaadhi roopena bhaadate. Tat shantihi aus-hadhaihi, daanaihi, japa homa suaarchanaihi.«

Alle Krankheiten sind im Geist verwurzelt, bevor sie manifestieren. Der Geist hat eine längere Haltbarkeit als der physische Körper. Die Prägungen des Geistes werden auf den nächsten Körper übertragen.

In diesem Zusammenhang ist die Thematik der Reinkarnation, des Karma und der vedischen Astrologie von Bedeutung, auf die im Rahmen dieses Buches allerdings nicht eingegangen werden kann.

Erwähnt sei jedoch, dass auch die Bhagavadgita den geistig-seelischen Zusammenhang von Gesundheit und Krankheit betont. Diejenigen, die negativen Kräften folgen und diese bestärken (Adharma), entwickeln Leiden, und diejenigen, die positiven Kräften (Dharma) folgen, bewahren den gesamten Lebensstrom in Harmonie.[104]

Krankheiten werden im Ayurveda als Disharmonie des inneren Gleichgewichts definiert. Sie beginnen immer dann, wenn unser natürlicher Gesundheitszustand (Prakriti) mit einem krankmachenden Faktor in Berührung kommt und wir dadurch im Gleichgewicht gestört werden. Die Konstitution verändert sich (Vikriti) und wir leiden unter den daraus entstehenden Krankheiten physischer wie psychischer Natur.

Krankheiten zeigen sich in Ungleichgewichten der sensiblen äußeren Aura (energetische Hülle), lange bevor körperliche Symptome erkennbar sind. Zum Beispiel äußert sich dies unter anderem in nachlassender Lebensfreude. Wir spüren, dass irgendetwas nicht in Ordnung ist.

Mediziner können mit ihren Mitteln noch keine »organischen« Abweichungen feststellen. Psychologen versuchen sich mit verstandesmäßig orientierten Mitteln an das Problem heranzutasten.

Es ist äußerst bemerkenswert, dass Ayurveda bereits in den ersten Phasen entstehende Krankheiten frühzeitig erkennen kann. Ayurveda versucht das erkennbare Ungleichgewicht rechtzeitig wieder zu korrigieren, um den Körper wieder in sein Gleichgewicht zu bringen.

Hierin liegt der bedeutende präventive Ansatz der ayurvedischen Medizin.

Erfolgt keine Veränderung der Lebensweise, greifen die Störungen auf dichtere seelische Energiefelder über.

Die Beschwerden verstärken sich und manifestieren sich schließlich im körperlichen Bereich. Zunächst werden einzelne Zellen erfasst, dann Organe, schließlich der ganze Körper.

Krankheiten sind wegen der komplex vernetzten Regelkreise des Organismus meist nicht auf eine Ursache zurückzuführen.

Krankmachende Faktoren sind

allgemeine Faktoren

- exzessiver, zu geringer oder anderer missbräuchlicher Gebrauch der Sinne (übersteigert, Anteilnahmslosigkeit, Drogenmissbrauch)
- falsche physische und/oder psychische Ernährung (Junkfood/Black Magic)
- ungesunde Arbeitsbedingungen und belastendes soziales Umfeld (Staub, Gase, Lärm, schlechte Luft)
- chaotische Lebensgewohnheiten (unregelmäßiger Tagesablauf, Unordnung, Reizüberflutung, Schlaflosigkeit)
- übermäßige Stressbelastung (Burnout)
- extrem ausgeprägte Jahreszeiten (extreme Hitze, Kälte, Feuchtigkeit oder auch extreme Trockenheit)

Leiden des Geistes (fünf Leiden – Panchaklesha)

- Unwissenheit   Avidya
- Egoismus   Asmita
- Anhaftung   Raga
- Abneigung   Devesha
- Angst vor dem Tod   Ahhinivesha

All diese Faktoren stellen ab einem gewissen Maß eine Überforderung für den Organismus dar, was unweigerlich zu einer Störung der strukturellen und funktionellen Anteile im Körper führt.

Verschiedene Vorzeichen (Purvaroopa) gilt es als Warnungen und Hinweisgeber frühzeitig zu erkennen und zu behandeln, bevor sich die Krankheit im Körper festsetzen kann.

Als Vorzeichen sind zum Beispiel diffuse Symptome wie Blähungen und Verstopfung zu werten, die noch keiner festgesetzten Krankheit zugeordnet werden können.

Hat sich die Krankheit bereits im Körper festgesetzt, zeigen sich Hauptsymptome (Roopa), die das Ausmaß der an der Krankheitsentstehung beteiligten Doshas anzeigen.

Je nach Krankheitsphase richtet sich die spezifische Behandelbarkeit.

Krankheitsphasen (Kriyakala)

Der Ayurveda unterscheidet folgende sechs Krankheitsphasen:
1. Ansammlung   Sanchaya
2. Verstärkung   Prakopa
3. Streuung   Prasara
4. Lokalisierung   Sthana Samshraya
5. Erkennbar-Werden   Vyakti
6. Chronische Präsenz Bheda

Kriyakala, eine Wortzusammensetzung aus Kriya (Handeln) und Kala (Zeit), kann als »die Zeit zum Handeln« verstanden werden.

Bis zum Prakopa-Stadium kann die Gesundheit durch angemessene Maßnahmen wieder vollkommen hergestellt werden.

Gelegentlich kommt es auch zu Spontanremissionen (Prashama), wenn die Doshas jahreszeitlich bedingt wieder ihr Gleichgewicht erreichen.

Zum Beispiel, wenn nach einer »Winterdepression« (SAD) Störungen des biologischen Tagesrhythmus durch Tage mit längerem Lichteinfall aufgehoben werden.

Werden die Vorzeichen ignoriert, wird sich das Ungleichgewicht der Doshas verstärken und somit der unbehandelte Krankheitsprozess die nächsten Krankheitsstadien erreichen.

1) Ansammlung/Akkumulation (Samchaya)

Unter Ansammlung versteht Ayurveda in diesem Zusammenhang die Akkumulation eines Doshas an seinem spezifischen Sitz im Körper. Zum Beispiel bei Vata im Dickdarm (Verstopfung), Pitta im Magen (Sodbrennen) und Kapha in der Lunge (Verschleimung).

In diesem Fall ist die Vermehrung schneller beziehungsweise stärker, als der Körper die Ansammlung ausscheiden kann. Die jeweiligen Hauptsitze der Doshas sind von Vata der Dickdarm, die Harnblase und die Nieren, von Pitta der untere Magen, Dünndarm, Leber, Bauchspeicheldrüse und von Kapha der Brustraum, Kopf, Nacken und der obere Magen.

Die ersten Anzeichen können in diesem Stadium unspezifische Symptome wie Unwohlsein, leichte Beschwerden in der entsprechenden Körperregion sein.

Im Anfangsstadium lassen sich die Störungen mit einfachen Maßnahmen wieder ausgleichen und beheben, da die Dhatus (Körpergewebe), Malas (Ausscheidungsprodukte) und Srotas (Körperkanäle) noch nicht geschädigt wurden. Haben sich die Erkrankungen im Körper manifestiert, sind weiterführende therapeutische Maßnahmen notwendig.

In der Regel stellt der Körper bei einer kurzfristigen Störung dank seiner Selbstheilungskraft sein Gleichgewicht wieder her.

Zum Beispiel stellen sich gewöhnlich nach einem üppigen fettreichen und kohlehydratreichen Mahl Verdauungsstörungen ein, wie Völlegefühl, Unwohlsein, Blähungen.

Reagiert man darauf wieder mit ausgewogener Nahrungsaufnahme und körperlicher Bewegung, stellt sich das natürliche Gleichgewicht wieder ein. Eine Beibehaltung der üppigen Ernährung kann zu weiteren Symptomen und in der Regel langfristig zu Krankheiten führen.

2) Verstärkung/Reizung (Prakopa)

Wurde dem sich abzeichnenden Ungleichgewicht nicht entgegengewirkt, kommt es jetzt zu einer Verschlechterung. Die Symptome sind schon deutlicher wahrnehmbar, werden jedoch häufig in diesem Stadium ignoriert. So bekommt eine an einer Magenverstimmung leidende Person durch beibehaltene schlechte Ernährungsweise eine akute Reizung des Magens.

3) Streuung/Ausbreitung (Prasara)

In diesem Stadium beginnt die Dosha-Ansammlung vom lokalen Ursprung aus zu streuen und breitet sich in anderen Körperregionen aus mit entsprechenden Folgeerkrankungen in anderen Körperbereichen.

In diesem Stadium reichen Umstellungen im Lebensstil, zum Beispiel durch verbesserte Ernährung, im Allgemeinen nicht mehr aus, sondern erfordern zusätzliche Therapieverfahren. Zum Beispiel werden ausgesuchte Kräuterpräparate verabreicht.

4) Lokalisierung/Festsetzung (Sthana Samshraya)

In diesem Frühstadium einer Erkrankung setzen sich die wandernden Doshas in einem bestimmten Gewebe oder Organ fest.

Konnte die Ausbreitung des beherrschenden Doshas bisher nicht beruhigt werden, setzen in diesem Frühstadium einer Erkrankung die wandernden Doshas sich in der Regel unter Ausbildung zusätzlicher Symptome in bestimmten Geweben und anderen Organsystemen fest. Dies kann dazu führen, dass der Zusammenhang mit der ursächlichen Dosha-Akkumulation übersehen wird und die neuen Symptome als eigene Dysbalance angesprochen werden.

Eine Störung der Doshas drückt sich durch verschiedene Symptome aus:

Überschüssiges Vata äußert sich durch Auszehrung, Schwäche, Zittern, Nervosität, Ängste, Dehnung der Blase und Verstopfung, Schlafstörungen, Desorientiertheit, Schwindelgefühle, Konfusion, Depression.

Überschüssiges Pitta äußert sich durch gelbe Farbe der Augen, der Haut, des Urins, der Exkremente, weiterhin durch Hunger, Durst, Sodbrennen und Schlafprobleme.

Überschüssiges Kapha ist durch Absenken der Verdauungskraft, Übelkeit, Lethargie, Bewegungsmangel, Schwere, weiße Farbe, Husten, Atembeschwerden, Schüttelfrost und übermäßigen Schlaf erkennbar.[105]

5) Manifestation (Vyakti)

In diesem Stadium treten spezifische Symptome einer manifestierten Erkrankung deutlich hervor, zum Beispiel Ödeme (Sopha), Fieber (Jvara) oder Diarrhoe (Atisara)

Beginnend mit diesem Stadium sind die Symptome so weit ausgeprägt, dass sie im Allgemeinen nicht mehr vernachlässigt werden, sondern ein behandelnder Arzt aufgesucht wird.

6) Chronische Präsenz (Bheda)

In dem Bheda-Stadium stellt sich heraus, ob eine Erkrankung chronisch oder unheilbar wird.

In dieser letzten Phase der Ayurveda-Krankheitsstadien hat sich das Ungleichgewicht der Doshas so weit ausgebreitet und gefestigt, dass es zu einer Chronifizierung der Symptomatik und zu Komplikationen kommen kann. Strukturelle Veränderungen an den Organen können schon stattgefunden und eine andere Krankheit provoziert haben.

Häufig werden Erkrankungen erst zu diesem späten Zeitpunkt festgestellt. Dies trifft zum Beispiel für die Stoffwechselkrankheit Diabetes mellitus Typ 2 zu, wenn bereits schon viele Schäden im Körper eingetreten sind.

Auswirkungen der Verschlechterungen

Erhöhtes Vata führt zu Loslösung des Geistes vom Körper und zu Desorientierung. Es besteht eine nervöse Überaktivität zu Lasten eines ausgeglichenen Säfteflusses, der Körper beginnt zu degenerieren.

Erhöhtes Pitta führt zu einer Anhäufung innerer Hitze und Fieber mit Entzündungen und Infekten.

Erhöhtes Kapha führt zu Gewichtszunahme und Schwere im Körper, Apathie und Lethargie.

So viel zum Erkennen allgemeiner Krankheitsursachen. Die Beschreibungen mögen gewisse Grundkenntnisse vermittelt haben, die das Verständnis der nachfolgenden Ausführungen zur Beurteilung einiger Haupterkrankungen und Leiden psychischer und neurologischer Genese aus ayurvedischer Sicht erleichtern mögen.

Psychiatrische Syndrome

Die nachfolgende Darstellung und Beschreibung einiger von Caraka aufgezählten psychiatrischen Symptome möge als eine Einführung in die Komplexität der Leiden psychischer und neurologischer Genese geben. Mit Erörterung einiger dieser psychiatrischen Symptome ist beabsichtigt, verschiedene negative Einflussfaktoren aufzuzeigen, die schwere neurotische Störungen, wie die manisch-depressive Erkrankung (bipolare affektive Störung) oder auch die starke depressive Episode zur Folge haben können.

In dem nachfolgenden Abschnitt werden schließlich aus ayurvedischer Sicht ätiologische Faktoren, Pathologie und die verschiedenen umfangreichen therapeutischen Maßnahmen zur Behandlung der manisch-depressiven Erkrankung (bipolare affektive Störung) und der starken depressiven Episode dargestellt. Durch langjährigen Kontaktaustausch mit meinen Heilpraktikerkollegen und -kolleginnen im Heilpraktikerverband bin ich auf Interesse hinsichtlich einer Darstellung entsprechender ayurvedischer Therapiemaßnahmen gestoßen. Ich bitte den unbefangenen Leser um Verständnis, dass ich diesem Anliegen hier nachkomme, zumal ich davon ausgehe, dass ein Teil der Ausführungen auch auf allgemeines Interesse trifft.

Zunächst sei erwähnt, dass Ayurveda zwischen Krankheiten mit primärem mentalem Ursprung und vorwiegend psychischen Symptomen (Kevala Manasika Rogas) und Krankheiten mit primärem mentalem Ursprung und überwiegend körperlichen Symptomen unterscheidet (Mano-Sharirika/psychosomatische Störungen).[106]

Zu der zuerst genannten Gruppe, die von Rajas und Tamas beeinflusst ist, werden zum Beispiel folgende teilweise auch schon von Caraka erwähnte emotionale Störungen gezählt:
1. Kāma (Lust)
2. Krodha (Zorn)
3. Lobha (Gier)
4. Moha (Verblendung)
5. Irshya (Eifersucht)
6. Mana (Stolz)
7. Chittodvega (Manie, Angst)
8. Chinta (Depression)

Den psychosomatischen Störungen unter Einfluss von Rajas, Tamas sowie Vata, Pitta und Kapha ordnet Ayurveda folgende Krankheiten zu:
1. Unmāda/Insanity. Ayurveda misst dem Zustand des Wahnsinns drei Bedeutungen zu, wie Buddhivikara (Deformität des Willens), Manovikara (Deformität des Geistes) und Atmavikara (Deformität des Intellekts).[107]
2. Apasmāra (Epilepsie)
3. Apatantraka (Apoplectic fits/Schlaganfall)
4. Bhayaja und Śokaja Atisāra (Durchfall aufgrund von Angst und Trauer)
5. Kāmaja und Śokajajwara (nervöse Pyrexie)

6. Nidranāśa

7. Shandha

Ein von diesen psychischen Störungen beziehungsweise Krankheiten befallener Mensch ist praktisch ein Gefangener, der sein Wissen über sein wahres Selbst verloren hat und dessen Leben maßgeblich von den eben erwähnten Leidenschaften bestimmt wird.

Setzt sich hingegen der betroffene Mensch mit diesen inneren Feinden auseinander und wird sich der zerstörerischen Antriebskräfte bewusst, so ist dies der erste Schritt zur Besserung und der Weg zur Selbsterkenntnis und Selbstheilung.

Zu (1) Kāma (Lust)

Nach hinduistischer Auffassung ist Kāma (weltliche Lust) eines der vier Lebensziele (Purusharthas) des Menschen und erstrebenswert, solange Kāma den anderen Lebenszielen, wie Dharma (ein Leben entsprechend kosmischen Gesetzen), Moksha (Erlösung) und Artha (Wohlstand und Erfolg) untergeordnet ist.

Gerät weltliche Lust außer Kontrolle, zum Beispiel durch unersättliche Begierde, so zeigt sie sich als ein Übel niederer menschlicher Natur. Der Mensch wird durch sein Ego angetrieben seine eigenen Bedürfnisse durch ständiges Streben nach Selbstzufriedenheit zu erfüllen. Ihn beherrschen niedrigste Instinkte, die Leiden entstehen lassen.[108]

Diese Art Leiden stellen ein psychiatrisches Syndrom dar.

Zu (2) Krodha (Zorn)

Kāma entwickelt sich aus dem Raja Guna (Leidenschaft) und wird ständig angetrieben die unstillbaren Wünsche zu befriedigen. Da dieses nicht gelingt, nimmt Kāma die Form von Krodha (Zorn) an.[109]

Nach den hinduistischen Schriften sind Kāma und Krodha zwei schwerwiegende Leidenschaften der sechs inneren Feinde (Arishadvargas), zu denen noch Lobha (Gier), Moha (Wahn), Moda (Stolz) und Matsarya (Neid) gehören.[110]

Weder Kāma noch Krodha können befriedigt beziehungsweise beschwichtigt werden, da Kāma einen unstillbaren Appetit hat und niemals befriedigt werden kann und Krodha ein schreckliches und unberechenbares Temperament darstellt.

Bemüht sich der Mensch aufgrund dieser Erkenntnis mit starkem Willen diese Laster durch Bhakti (liebende Zuwendung) und Enthaltung zu überwinden, kann er sich von dem Griff dieser Zwänge befreien. Auf dem Pfad der Selbstverwirklichung entwickelt er das Sattva Guna (Güte) und verringert proportional Kāma und Krodha. Schließlich identifiziert sich der Mensch mit seinem wahren SELBST und wird Teil seiner eigenen Schicksalsmacht.

Zu (3) Lobha (Gier)

Lobha bedeutet Gier und Habgier, auch Ungeduld und Verwirrung. Auch hier gilt es, sich bewusst zu machen, warum man von Lobha bis zur Frustration beherrscht wird.

Die antreibende Kraft ist die nicht zu sättigende Befriedigung eigener Interessen. Ist ein Ziel erreicht, so verlangt ein unaufhörlicher Drang bis zur Besessenheit noch mehr zu besitzen und zu genießen.

Ebenso wie bei Kāma wird hier das Verhalten durch Raja Guna bestimmt. Das Übergewicht der Leidenschaft verlangt immer mehr zu erhalten, auch wenn dieses Mehr nicht gebraucht wird.

Nicht nur materieller Überfluss, sondern auch Bewunderung, gesellschaftlicher Status und andere immaterielle Motive können die unkontrollierbaren Antriebskräfte sein.

Der nachfolgende bekannte Ausspruch, der unter anderem dem US-Komiker Danny Kaye zugesprochen wird, verdeutlicht die Absurdität von Lobha: »Immer wieder gibt der Mensch Geld aus, das er nicht hat, für Dinge, die er nicht braucht, um damit Leuten zu imponieren, die er nicht mag.«

Lobha, insbesondere die persönlich motivierte, egoistische Gier, gilt es zu überwinden.

Wie oben erwähnt, nimmt nach Csikszentmihalyi unser Wohlbefinden zu, wenn wir unsere Energie auf Ziele verwenden, die über den Augenblick und das Eigeninteresse hinausreichen.

Ein Gegenmittel, sich von Lobha zu lösen, ist die yogische Praxis von Santosha (Zufriedenheit), wie im letzten Kapitel näher erläutert.

Zu (4) Moha (Wahnvorstellungen)

Moha bezieht sich auf das, was dem Wissen entgegensteht. Der an seine Lust und Sehnsüchte gebundene Mensch lebt in einer Illusion in dieser materiellen Welt. Von Wahnvorstellungen verleitet sieht er überall Feinde in der äußeren Welt. Wahres Wissen hingegen kommt zustande durch die Erlangung der Kontrolle über die inneren Feinde.

Hier sei angemerkt, dass über dem Torbogen des Holstentors, dem Wahrzeichen der Freien und Hansestadt Lübeck, in goldenen Buchstaben die Inschrift »Concordia domi foris pax« mit der Bedeutung »Drinnen Eintracht – draußen Friede« angebracht ist.

Auch hier kommt zum Ausdruck, dass die inneren Feinde wie zum Beispiel sinnliche Begierde, Wollust, Zorn, Habgier, Neid und Fehlvorstellungen Ursache für die Entstehung der äußeren Feinde sind.

Mit anderen Worten wird durch die Kontrolle der inneren Feinde die Unterwerfung der äußeren Feinde erreicht.[111]

Zu (5) Irshya (Eifersucht)

Die Sanskrit-Bezeichnung für Eifersucht ist Irshya, Matsarya oder auch Asuya. Es gibt jedoch einen feinen Unterschied. Während Matsarya Geiz bedeutet und die Grundlage dafür ist, dass man nicht von materiellen Dingen des Lebens loslassen kann, ist Eifersucht eine besondere Art von Emotion oder Vritti, die im rajasischen Geist entsteht, wobei der Betroffene mit neidvollem Blick auf Wohlstand, Erfolg oder höhere tugendhafte Eigenschaften anderer schaut. Erscheinungsformen von Eifersucht sind Hass und Neid. Ein von diesen negativen Eigenschaften erfüllter Mensch versucht einen vermutlich besser gestellten durch Klatsch und Tratsch, Verleumdungen und andere Anschuldigungen zu verletzen.[112]

Der Geist wird zu dem, woran er denkt. Negative Gedanken sind hier die Triebfeder eines entarteten Geistes, der von Eifersucht geplagt ist.

Darum sollte man über das Denken nachdenken, wie nachfolgender Aphorismus belehrt.[113]

Achte auf deine Gedanken,
denn sie werden zu Gefühlen.
Achte auf deine Gefühle,
denn sie werden zu Worten.
Achte auf deine Worte,
denn sie werden zu Handlungen.
Achte auf deine Handlungen,
denn sie werden zu Gewohnheiten.
Achte auf deine Gewohnheiten,
denn sie werden dein Charakter.
Achte auf deinen Charakter,
denn er wird dein Schicksal.

Zum Beispiel verbergen diejenigen, die überwiegend negative Dinge wahrnehmen – deren Gehirn auf diese selektive Wahrnehmung getrimmt ist – zugleich angenehme Dinge. Der Fokus liegt permanent auf dem Negativen und macht sie langfristig krank. Negative Gedanken – von Eifersucht geplagt – sind auch die treibende Kraft eines entarteten Geistes.

Negative Denkungsweise eines von Eifersucht erfüllten Menschen kann nur von Kultivierung des Gegenteils verändert werden. Hierzu verhilft die yogische Praxis des Pratipaksha Bhavana. Dazu wird im Schlusskapitel näher eingegangen.

Das Sanskrit-Wort Pratipaksha bedeutet Gegenteil und das Sanskrit-Wort Bhavana bedeutetet Kultivierung.

Zu pflegen sind somit die von der Eifersucht entgegengesetzten tugendhaften Eigenschaften, wie Edelmut oder Großmut. Wenn Edelmut an die Stelle tritt, erlischt die Eifersucht von selbst.

Zu (6) Mana (Stolz)

Mana ist ein Sanskrit-Begriff mit vielfältiger Bedeutung. Mana kann gesundes Selbstbewusstsein, Selbstrespekt bedeuten, aber auch in übersteigerter Erscheinungsform Stolz, Überheblichkeit oder gar Arroganz darstellen.

Die übersteigerte Erscheinungsform wird in der Bhagavadgita: Kapitel 16, Vers 17 wie folgt beschrieben: Von sich selbst eingenommen, störrisch, berauscht vom Stolz auf ihren Besitz, bringen sie Weihehandlungen heuchlerisch dar, nur dem Namen nach, entgegen den überlieferten Regeln.[114]

Eine solche Mentalität ist der Illusion erlegen, verleitet durch Anhäufung von Reichtum, durch falsches Prestige zum Stolz verleitet.

Zu (7) Chittodvega (Manie, Angst)

Chitta bezieht sich auf Psyche und Udvega bezieht sich auf Angst.

Angst ist ein vages Gefühl von Besorgnis begleitet von einem oder mehreren Körperempfindungen. Als eine Art Warnsignal ist Angst eine normale Reaktion auf bedrohlich empfundene Einflüsse und nützlich, da es das Individuum auffordert, notwendige Maßnahmen zu ergreifen, um die Bedrohung zu verhindern oder ihre Folgen zu minimieren.

Episodische Angst ist normalerweise als Angstneurose klassifiziert, begleitet mit somatischen Symptomen wie Herzklopfen, Parästhesien, Schwäche, Schwindel, Pessimismus und Reizbarkeit, geringes Selbstwertgefühl und Nervosität.

Die ayurvedische Behandlung von Angststörungen (Chittodvega) beinhaltet deshalb folgende Maßnahmen:

1. Vata regulierende Therapien, vor allem Ölbehandlungen wie Stirnölguss (Shirodhara), Ganzkörperölguss (Pariseka), Ganzkörperölmassagen (Abhyanga), Einnahme von öligen Substanzen (Snehapana), Abführtherapie (Virecana), verschiedene Arten von Klistiers (Anuvasana-, Yoga- oder Matravasti) und Nasen-/Nebenhöhlentherapien (Nasya).
2. Gesprächsorientierte Therapie mit Hilfe der grundphilosophischen Konzepte von Sankhyayoga und Vedanta mit entsprechenden Übungen zur Differenzierung der »Angst« und des Wahrnehmers dieser Angst.
3. Spirituelle Therapien, um dem vorherrschenden Tamas mit Sattva-Maßnahmen entgegenzuwirken: zum Beispiel Rituale und meditative Praktiken.
4. Vermeiden von Rajas- und Tamas-Situationen bei allen Aktivitäten, insbesondere auch bei der Ernährung.
5. Psychoimmunisierende Medikamente (Medorasyana und Vajikarana) wie Withania somnifera (Ashwagandharishta, Ashwagandhadi Lehyam, Immutone) und Bacopa monnieri (Brahmarasayan, Saraswatharishta, Neurotone).

Zu (8) Chinta (unter anderem traurige Gedanken, Depression)

Die Depression, im Ayurveda »dukha« (Traurigkeit) genannt, ist ein Zustand von andauernder psychischer Niedergeschlagenheit.

An dieser Stelle seien lediglich einige allgemeine Erläuterungen gegeben. Eingehender wird die Depression mit einigen ihrer verschiedenen Erscheinungsformen im Abschnitt »Manisch-depressive Erkrankungen« und »Starke depressive Episode« erörtert.

Psychopathologisch wird die Depression zu den affektiven Störungen gezählt. Wir unterscheiden die depressive Episode von der wiederkehrenden depressiven Störung und der chronischen Krankheit.

Die Ursachen einer Depression können exogen (reaktiv, durch ein belastendes Ereignis verursacht), neurotisch (entwicklungs- oder verhaltensbedingt; zum Beispiel Erschöpfungsdepression) oder endogen (von innen verursacht) sein.

Wie können aus ayurvedischer Sicht Depressionen entstehen?

Aus ayurvedisch-psychologischer Sicht können Depressionen aus einer

Dosha-Störung entstehen, sie können karmisch sein, durch bestimmte Ereignisse ausgelöst, sich aus neurotischen Verstrickungen heraus ergeben oder aus einer Erschöpfung heraus entstehen.

Nach **Ayurveda** entstehen Depressionen in der Regel aus Vata-Störungen heraus. Dennoch kann die Depression auch Pitta- oder Kapha-Charakter haben und daher entsprechende Behandlung erfordern.

Beurteilung einiger Haupterkrankungen und Leiden des Geistes aus ayurvedischer Sicht

Am Beispiel der manisch-depressiven Erkrankung (bipolare affektive Störung) und der starken depressiven Episode erfolgt nachfolgend eine Beurteilung dieser psychischen Erkrankungen aus ayurvedischer Sicht.

Die hier dargestellten synergetisch wirkenden ayurvedischen Therapieverfahren mögen einen Eindruck vermitteln, wie Ayurveda die wechselwirkenden Verflechtungen von Körper, Geist und Seele des Menschen diesen in seiner Ganzheit als lebendiges Wesen berücksichtigt und die naturgegebenen Selbstheilungskräfte unterstützt.

Grundlage dieser Ausführungen bietet ein Skript, das mir freundlicherweise von Dr. L. Mahadevan zur Verfügung gestellt wurde.[115]

Zuvor seien einige Begriffserläuterungen erwähnt:

Wie bei anderen Erkrankungen auch, beinhaltet die Diagnose einer Depression eine ausführliche Anamnese der medizinischen und biografischen Vorgeschichte des Patienten, seiner gegenwärtigen Lebenssituation sowie des aktuellen körperlichen und psychischen Zustandes.

Das Diagnosesystem ICD-10 (International Classification of Disorders) der Weltgesundheitsorganisation WHO unterscheidet in Abhängigkeit von Zahl, Schweregrad und Dauer bestimmter Leitsymptome:

- Depressive Episode im Rahmen einer unipolaren Depression die leicht, mittel oder schwer ausgeprägt sein kann.
- Depressive Episode im Rahmen einer bipolaren affektiven Störung, einer Erkrankung, bei der sich depressive und manische Phasen abwechseln.

- Die meist im frühen Erwachsenenalter beginnende Dysthymie, eine eher anhaltende »chronische« Form der Depression.

Ayurveda unterscheidet folgende psychische Dispositionen – (Chitta Bhumi) und weitere angeführte Merkmale:

Chitta Bhumi	Eigenschaften	Dominates Guna
Gier (Kashipta)	Exzessive Schwankung Erhöhte Anhaftung	Rajas
Vergesslichkeit (Mudha)	Geistlosigkeit, Trägheit Ignoranz, übermäßiger Schlaf	Tamas
Abgelenktheit (Vikshipta)	Mangel an Konzentration	Rajas/Tamas
Konzentriert (Ekagara)	Gelassenheit, Stille	Sattva
Zurückhaltend (Nirudha)	Glückseligkeit	Sattva

Persönlichkeitsmerkmale

Sattvische Eigenschaften	Rajasische Eigenschaften	Tamasische Eigenschaften
Aufrichtigkeit	Stolz, Egoismus	Ungerechtigkeit
Weisheit, Intelligenz	Vergnügungssucht	Pervertierte Intelligenz
Erinnerungsvermögen	Gelüste	Schläfrigkeit
Keine Anhaftung	Zorn	Lethargie
Freundlichkeit	Unruhige Natur	Niedergeschlagenheit
Diskretion	Stolz	Gottlosigkeit
Wahrhaftigkeit	Falschheit	Übermäßiges Elend
Vergebung	Unfreundlichkeit	Unwissen
Aufrichtigkeit	Egoismus, Ehrgeiz	Ungerechtigkeit

Typen von geistiger Ausdauer/Willenskraft

Typen	Ausdauer	Dominantes Guna
Pravara	Starke Willenskraft	Sattva
Madhyama satwa	Gemäßigte Willenskraft	Rajas
Mano dourbalyam	Schwache Willenskraft	Tamas

Ätiologie psychiatrischer Erkrankungen aus Sicht des Ayurveda

Ernährungsfaktoren	Verhaltensfaktoren
Unvorteilhafte Lebensmittel	Perverse Aktivitäten
Antagonistische Lebensmittel	Bekämpfung natürlicher Triebe
Ungesunde Lebensmittel	Eigene Überforderung
Unpassende Lebensmittel	Perverse Sexualität
Kontaminierte Lebensmittel	Respektlosigkeit
Giftige Chemikalien	Düngemittel, Pestizide in LM

Arten psychischer Erkrankungen (Manorogam)

Unmadam	Psychosen und Neurosen
Apasmaram	Epilepsie
Atava abhinivesham	Wahnvorstellungen, Halluzinationen, Illusion
Graha Rogas	Psychiatrische und neurologische Erkrankungen, angeblich bedingt durch übernatürliche Kräfte

Weiter oben in diesem Buch habe ich zur Sozio-Psycho-Neuro-Endokrino-Immunologie einige verschiedene negative und positive psychische Einflussfaktoren auf das Immunsystem angesprochen. Die Bedeutung dieser Wechselwirkungen soll nun im Zusammenhang mit Ayurveda näher betrachtet werden.

In diesem Abschnitt werden hinsichtlich Beurteilung und Behandlung von Haupterkrankungen und Leiden des Geistes beispielhaft die manisch-depressive Erkrankung und die starke depressive Episode unter ayurvedischen Aspekten näher erläutert.

Der Fokus richtet sich hier auf negative psychische Einflussfaktoren des Immunsystems. Positive psychische Einflussfaktoren auf das Immunsystem werden abschließend im Zusammenhang von Ayurveda und Yoga erwähnt.

Folgende Emotionen führen nach Erkenntnis des Ayurveda zu Haupterkrankungen und Leiden des Geistes:

Wünsche (Kama)
Zorn (Krodha)
Gier (Lobha)
Anhaftung (Moha)
Eifersucht (Matsar)

Folgende starken Emotionen schwächen die Kraft des Geistes:

Die fünf Leiden des Geistes (Panchaklesha)

- Unwissenheit– Avidya
- Egoismus – Asmita
- Anhaftung – Raga
- Abneigung – Dvesha
- Starker Wunsch zum Leben
- Angst vor dem Tod – Abhinivesha

Manisch depressive Erkrankung

Die manisch-depressive Erkrankung ist eine episodische, möglicherweise lebenslang behindernde Erkrankung, die schwer zu diagnostizieren sein kann.

Diese Erkrankung ist auch als bipolare affektive Störung oder manische Depression bekannt, gekennzeichnet durch Episoden von gehobener Stimmung (Manie) in der Regel im Wechsel mit Episoden von Depression.

Zusammenfassung von DSM-IV-Einteilung bipolarer Störungen

Bipolar I	Bipolar II	Zyklotymia anhaltende affektive Störung	Nicht anderweitig spezifizierte bipolare Störung
eine oder mehrere manische oder gemischte Episoden, in der Regel von einer stärkeren Depression begleitet männlich/weiblich	eine oder mehrere Episoden einer stärkeren Depression mindestens durch eine hypo-manische Episode begleitet männlich/weiblich	mindestens 2 Jahre zahlreiche Perioden mit hypo-manischen und depressiven Symptomen* * erfüllen nicht Kriterien manischer und depressiver Episoden	bipolare Anzeichen, die nicht Kriterien einer spezifischen bipolaren Störung zuzurechnen sind

Stimmungsschwankungen
Manie
Euthymie
Depression

Diagnostische Kriterien für manische Episoden
Drei bis vier der folgenden sieben Kriterien sind erforderlich während einer erhöhten Stimmungslage:
- hoch aufgeblasenes Selbstwertgefühl
- vermindertes Schlafbedürfnis
- Rededrang
- galoppierendes Denken und Ideenflucht
- leichte Ablenkbarkeit, Unfähigkeit, Aufmerksamkeit zu bewahren
- einseitige Fixierung
- hohes übermäßiges Engagement an vergnüglichen Aktivitäten (Sex, Reisen, Geldausgaben)

Ätiologische Faktoren

Asatmya indriyartha Samyoga	**Unsachgemäßer Kontakt von Sinnesorganen**
Atiyogam (extremer Gebrauch)	**mit Objekten**
Ayogam (zu wenig Gebrauch)	
Mityayogam (Missbrauch)	
Prajnaparadha	**Beeinträchtigung des Intellekts,**
	des freien Willens und des Gedächtnisses
Parinama	**Ergebnis von schlechten Taten**
	führt zur Schädigung von
	Manas durch Rajas und Tamas

Pathologie – aus ayurvedischer Sicht
Verschlimmerung von Rajas, Tamas, Vata und Pitta.
Der Geist wird betroffen.
Mano vaha srotas (Energiekanäle, die Gedanken, Ideen, Gefühle und Eindrücke befördern) werden betroffen.
Chittodvega – Manie

Faktoren der Krankheitsentstehung
Dosha*, Dusya*
Agni (Verdauungskraft)
Srotas (Kanäle/Bahnen in Form von Venen, Arterien, Nerven)
Vyaki Stana (von Ursache gelöst mit einer separaten und unterschiedlichen Existenz)
Sadhhyaasadhyata

Therapie
• Daiva vyapasraya – Spirituelle Therapie
  Mantra (Inkantation), Mani (Tragen von Edelsteinen),
  Homa (spirituelle Opfergabe nach Hindhu-Brauch) etc.

• Yukti vyapasrya – Physikalische Therapie
  Bahya (äußerlich) und Abhyantara shodhanam
  (innerliche Reinigung),
  Medhya rasayanam (Gehirnstärkungsmittel)

• Sattvavajaya – Psychotherapie
  Achara rasayanam (soziale und persönliche disziplinarische
  Programme), unter anderem im Schlusskapitel erläutert
  (Yama und Niyama)

Therapie zur Verminderung von Vata-Überschuss
• Zur Verminderung von rastloser Natur (Chala guna) und Erhöhung von Gleichgewicht (Sthira guna) werden Medikamente mit süßem Geschmack (Madhura rasa) gegeben
• Gewürzpastillen (Agni deepana) – Ölung zur Ausweisung von Blähungen, Kot und Urin (Vatanulomana)
• Gehirnstärkungsmittel (Medhyam)

---

* Ein Gewebe (Dhatu) ist in medizinischer Sicht, insbesondere hinsichtlich der Behandlung, in erster Linie ein Dusya, ein Element des Körpers entstellbar durch vermehrtes Dosha (Vata, Pitta, Kapha).

Rezepturen:
Abkochungen (Kashayam): 60 ml b.d. 1/2 Stunde vor Mahlzeiten
- Vidryadi kashayam (heilt unter anderem rheumatische Beschwerden)
- Dhanwantaram kashayam (unter anderem rheumatische Beschwerden)
- Bhrami drakshadi kashayam (unter anderem Körperbrennen)

Tabletten (Gulika):
- Manasa mitra vatakam – 2 h.s. nach dem Essen mit Ghee
- Dhanwantaram gulika – 2 b.d. nach dem Essen

Medizinisches Ghee (Ghrtam), Dosis: 10 ml h. s. mit Milch nach dem Essen:
- Kalyanakam ghrtam
- Maha kalyanakam ghrtam
- Jeevantyadi ghrtam

Ganzkörpermassage (Abhyangam)
- Öl = Bala laksha ashwagandhadi thailam
  (Anwendung von *laksha* zur Heilung von Kampfwunden, insbesondere der Nerven und Bänder: wird bereits im Epos Mahabharata berichtet)
- Reines sensitives Öl (Shuddha bala thailam) für Energie und Lebenskraft, senkt Vata und Pitta

Schwitztherapie (Swedanam)
Reinigung/Entgiftung/Abführung (Virechanam)
Reinigung/Entgiftung/Abführung (Virechanam) mit Kalyanaka gulam – 30 g, verabreicht um 9.30 Uhr auf leeren Magen. Es unterstützt die Reinigung der Kanäle (GIT in der groben Ebene)

Öleinlauf	Abkochung
Tag	1
Tag	2
Tag	3
Tag	4
Tag	5
Tag	6
Tag	7
Tag	8

Einlauf mit Kräuterabkochungen – Raja yapana

Medikamente	Menge
• Honig	200 ml
• Steinsalz	15 g
• Shuddha-bala-Öl	100 ml
• Kalyanaka ghrtam	100 ml
• Paste aus yashti madhu, shatahwa (Peucedanaum graveolens), shyama (Setaria italica beauv), Kalinga (Holarrhena), antidysenteruíca (Bereitung aus Berberis arista)	30 g
• Kshira kashayam: medizinisch angereicherte Milch, Vata und Pitta besänftigend	300 ml
• Mamsa kahayam: mit in Wasser gekochtem Ziegenfleisch	300 ml
Gesamte Menge	ca. 1.000 ml

Kaya sekam

Warmes medizinisches Öl wird mit einem Lappen zusammengedrückt und auf den gesamten Körper fließend aufgetragen.
Verwendetes Öl:
Bala ashwagandha – lakshadi tailam

Nasyam

Medizinisches Öl oder Kräutersäfte werden durch die Nase verabreicht.
Dosis: 2 Tropfen in jedes Nasenloch
• Ksheera bala tailam
• Yashti madhu tailam

Äußerliche Anwendungen

Shirodhara – Öl-Stirnguss

Kshirabala-Öl
Dhanwantaram-Öl
Bala-ashwaganda-lakshadi-Öl

Shirobasti – Kopfguss

bei dem in eine oben offene Haube medizinisch angereichertes, auf die Dosha-Störung abgestimmtes Öl gegossen wird

Einzelne Medikamente

Ashwaganda (Withania somnifera)
Hauptsächlicher Inhaltsstoff: Witanolides
Potenzielle medizinische Eigenschaft:
- Stimmungsstabilisator
- Verjüngungseigenschaften (richtiger: Verlangsamung des Alterungsprozesses)
- Vermindert oxidativen Stress, der mentale Schwäche verursachen kann

Yashtimadhu (Glyzyrrhiza glabra)
Chemische Zusammensetzung: Glycyrrhizin-Säure (GA) (bioaktiver Hauptbestandteil von Lakritze)
Potenzielle medizinische Eigenschaft:
- Verbesserung der Gedächtnisaktivität
- Cerebro-Schutzmolekül

Guduchi (Tinosporia cordifolia)
Potenzielle medizinische Eigenschaft:
- Antioxidation
- Antistress
- Immunmodulatorische und antineoplastische Eigenschaften

Vidari (Pueraria tuberosa)
Potenzielle medizinische Eigenschaft:
- Neurologischer Schutz
- Wirkt auch als Aphrodisiakum

Tabletten (Gulika):
Diese Übersicht vermittelt einen ersten übersichtlichen Eindruck, wie Ayurveda synergetisch wirkende Heilkräfte nutzt und Selbstheilungskräfte aktiviert.

Anmerkung:

Manisch-depressive Erkrankungen – gesellschaftspolitische Herausforderungen

Die manisch-depressive Störung ist eine der weltweit zehn häufigsten Behinderungen.

Mehr Forschung ist erforderlich, um bessere Erkennung und Behandlung der bipolaren Störung zu ermöglichen. Dies ist in Bezug auf den individuellen, wirtschaftlichen und öffentlichen Gesundheitsbereich sehr teuer und erfordert zwangsläufig die Bereitstellung adäquater finanzieller Mittel.

Ayurveda bemüht sich auch in diesem Bereich um Entfaltung des notwendigen Bewusstseins.

Die ayurvedische Behandlung bietet physische, psychologische und spirituelle Unterstützung des Patienten.

Interdisziplinäre Zusammenarbeit von Schulmedizin und Ayurveda-Medizin verspricht ganzheitliche und innovative Lösungsansätze.

Starke depressive Episode

Depression aus ayurvedischer Sicht

»Vishada Sarvada manah khedah.« Vishada ist ein ständiges Gefühl von Traurigkeit und unangebrachtem Schuldgefühl: Diese sind die kardinalen Zeichen der Depression!

Untersuchung

Wie bei anderen Erkrankungen, beinhaltet die Diagnose einer Depression eine ausführliche »Bestandsaufnahme« (Anamnese) der medizinischen und biografischen Vorgeschichte des Patienten, seiner gegenwärtigen Lebenssituation sowie des aktuellen körperlichen und psychischen Zustandes.

Das Diagnosesystem ICD-10 (International Classification of Disorders) der

Weltgesundheitsorganisation WHO unterscheidet in Abhängigkeit von Zahl, Schweregrad und Dauer bestimmter Leitsymptome:

- Depressive Episode im Rahmen einer unipolaren Depression, die leicht, mittel oder schwer ausgeprägt sein kann.
- Depressive Episode im Rahmen einer bipolaren affektiven Störung, einer Erkrankung, bei der sich depressive und manische Phasen abwechseln.
- Die meist im frühen Erwachsenenalter beginnende Dysthymie, eine eher anhaltende »chronische« Form der Depression.

DSM-IV-Kriterien
Depressive Stimmung und/oder Verlust von Interesse oder Freude von mehr als 2 Wochen Dauer.

Begleitende Symptome:
- körperliche Schlaflosigkeit
- übermäßige Tagesschläfrigkeit
- Appetit-/Gewichtsveränderung
- verminderte Leistungsfähigkeit
- psychomotorische Veränderung
- psychologische: Gefühle von Schuld oder Wertlosigkeit
- Konzentrationsschwäche
- Unentschlossenheit
- Todesgedanken, Suizidabsichten (SI)

Von einer starken depressiven Episode spricht man, wenn vier oder mehr der folgenden Symptome erkennbar sind:

Physisch	Psychologisch
– Schlafstörung	– geringes Selbstwertgefühl
– Appetitveränderungen	– schwache Konzentration
– Müdigkeit	– Unentschlossenheit
– psychomotorische Retardierung	– Todesgedanken

Ätiologische Faktoren
Rogajam (sekundär zu Krankheiten): Ishada wird als ein Symptom gesehen, gelegentlich von Hyperpyrexia begleitet durch Verschlimmerung von Vata.

Bei chronischen Erkrankungen, psychischen Erkrankungen und körperlichen Erkrankungen erscheinen diese Symptome miteinander kombiniert.

Samprapti/Krankheitsentstehung
Erhöhtes Kapha und Vata beeinträchtigen Körper, Geist und Sinnesorgane,
1. psychologische Symptome – Bhakti, smrti, mano Buddhi vibhrama (Einschränkung des Glaubens, des Gedächtnisses, der Psyche und des Geistes),
2. körperliche Symptome – Müdigkeit, Depression, Geschmacksstörungen, Verstopfung, schlechte Verdauung,

was schließlich zur Depression (VISHADAM) führt.

Ayurvedische Therapie
Medikamente mit scharfem Geschmack (Katurasam), heißer Potenz (Ushnam), ätzender Natur (Lekhanam), zur Linderung von Trägheit (Manda nashanam)
- Bhadradri kashayam – 60 ml b.d. eine halbe Stunde vor dem Essen
- Saraswatha churnam – 10 g b.d. mit Honig nach dem Essen
- Honig Gorochanadi gutika – 2 b.d. nach dem Essen
- Panchagavya ghrita – 10 ml h.s. mit Milch nach dem Essen
- Gomutra panam (gereinigtes Kuhurin) – 30 ml in der Nacht nach dem Essen

Öl zur äußeren Anwendung (Nasyam) – Bala ashwagandha lakshadi thailam:
Nasya (errhines) – 2 Tropfen in jedes Nasenloch:
- Siro virechaneeya ganam
- Apamarga kshara thailam

Yoga basti (Einlauf) – Vorgehensweise

Öl-Einlauf	Öl-Einlauf	Kräutersud über 8 Tage
Dhanwantaram		
Vasti paka – 150 ml	Tag 1	
Gomutra Basti*	Tag 2	
		Tag 3*
Kräutersud-Einlauf	Tag 4	
Catwara-Öl, Raja yapana		Tag 5**
Basti**		
Gomutra basti*	Tag 6*	
Raja yapana		Tag 7**
Basti**	Tag 8	

Catwara taila gomutra basti – gereinigtes Kuhurin

Draya – Substanz	Mengenangabe
Makshikam – Honig	120 ml
Lavanam – Steinsalz	15 g
Tila thailam mit Fenchel Samen und Kampfer	120 ml
Sarshapa kalkam – Paste	30 g
Dadhi mandam – Molke	120 ml
Amla kaanji – Mehlsuppe	120 ml
Gomutram – Kuhurin	60 ml
Gesamtmenge ca.	650 ml

Anmerkung zur ayurvedischen Therapie mit gereinigtem Kuhurin:
Kuhurin wird seit alters her in Ayurveda-Präparaten verwendet, wie in alten heiliglen Texten erwähnt, und seit sehr langer Zeit als wirksames Antiseptikum gegen Wunden und Hautkrankheiten eingesetzt.

Verschiedene Forschungen haben gezeigt, dass Kuhurin Krankheiten wie Arthritis, Blutdruck, Psoriasis und viele andere Krankheiten heilen kann.

Kuhurin wird auch in anderen Bereichen verwendet, zum Beispiel als Biopestizid und Bioverstärker in der Landwirtschaft und zur besseren Aufzucht von Honigbienen.[117]

Der Übersichtsartikel der soeben erwähnten Quellenangabe kommt zu dem Schluss, dass auf Kuhurin basierte Formulierungen sich definitiv als potenzielle Medizin erweisen würden, die den Druck auf den bestehenden Einsatz von Chemikalien und Antibiotika nehmen würden.

Während dies für viele ein wenig unkonventionell klingt, könnte es ein wichtiger Schritt im Krankheitsmanagement sein.

Einlauf – Raja yapana basti

Makshikam – Honig	200 ml
Lavanam – Steinsalz	15 g
Sneham.-Sahacharadi-Öl	200 ml
Kalkam – Paate Glyc. Glabra	30 g
Kshira kashayam – Milch u. a.	300 ml
Mamsa rasam – Ziegenfleischbrühe	300 ml
Gesamtmenge ca.	1.000 ml

Einzelne Medikamente

Rudraksham – Elaeocarpus Ganitrus
Potenzielle medizinische Eigenschaften:
Hypnotisch, beruhigend, krampflösend, Antiepileptika, Blutdruck senkend

Vacha – Acorus calamus
Potenzielle medizinische Eigenschaften:
Beruhigend, neuroprotektiv, antimikrobiell, antidyslipidemic, Antioxidationsmittel, Anticholinesterase, schmerzlindernd

Jyotishmati – Celastrus paniculata
Potenzielle medizinische Eigenschaften:
Besitzt Eigenschaften, die zum Schärfen des Gedächtnisses verwendet werden

Shanka Pushpi – Convolvulus pluricaulis
Potenzielle medizinische Eigenschaften:
Steuert die Produktion von Adrenalin und Cortisol im Körper, hilft somit bei der Verringerung von Angst und Stress, Gehirnstärkungsmittel bei Demenz, OCD, Phobien und Schlaflosigkeit

Koshtam – Saussurea Lappa
Potenzielle medizinische Eigenschaften:
Entzündungshemmend, Antikrebs, Leberschutz, Antioxidans, Gehirnstärkungsmittel[118]

Résumé:

Die hier beispielhaft dargestellten klinischen Behandlungsmethoden des Ayurveda führen im Allgemeinen weitgehend zur Befreiung von klinischen Symptomen psychischer Erkrankungen, wie der Depression, wenn nicht gar zur Heilung.

Eine dauerhafte Besserung beziehungsweise nachhaltige Heilung wird allerdings nur erreicht, wenn es gelingt, nicht nur die Ursachen beziehungsweise die komplexen Störfaktoren zu erkennen und diesen mit ganzheitlichen Behandlungsmethoden und mit sozialpolitischen Maßnahmen entgegenzuwirken, sondern insbesondere auch eine aktive Beteiligung des Patienten zu bewirken, die zu einer »Bewusstwerdung« und schließlich Bereitschaft führt, Selbstheilungskräfte zu mobilisieren.

In diesem Zusammenhang und zugleich überleitend zum Schlusskapitel erwähne ich eine wissenschaftliche Bestandsaufnahme des Berufsverbandes der Yogalehrenden Deutschland e.V. mit dem Titel »Yoga in Prävention und Therapie«.

In dieser wird zusammenfassend zum Studienende festgestellt, dass alle Studien zur Wirkung von Yoga auf Depression bei den Teilnehmerinnen an dieser Studie eine Wahrscheinlichkeit, eine Remission zu erreichen, dreimal so groß erschien im Vergleich zu den Patientinnen in der Studie, die nicht am Yoga teilnahmen.[119]

Hervorzuheben ist insbesondere die Wirkung von Meditation auf depressive Symptome, die umso größer war, je mehr Meditation im Studienverlauf berücksichtigt wurde.

Im abschließenden Kapitel sei nun näher ausgeführt, wie die Geistesfunktionen positiv genutzt und entwickelt werden können.

5. Ayurveda und Yoga – die magische Verbindung menschlichen Lebens mit der unmittelbaren Umwelt und dem Universum

Hier rufe ich bereits oben Erwähntes noch einmal in Erinnerung: Die eigene Natur zu erkennen und zu leben ist Voraussetzung und Ziel für ein erfülltes Leben. Solange wir in Kontakt mit unserem wahren Selbst – unserer innersten Natur bleiben – ruht unsere Persönlichkeit in Gelassenheit und kann durch nichts erschüttert werden.

Nach altindischer Tradition ist das vollständige Wohlbefinden von der Art und Weise abhängig, wie die Gunas ausgeprägt sind.

Dies ist in vielen alten Schriften, wie zum Beispiel der Bhagavadgita oder den Yogasutras, eingehend beschrieben.

Ayurveda und Yoga
Ayurveda verwendet Aspekte von Yoga, um bei der Heilung, bei dem richtigen Lebensstil und bei der spirituellen Entwicklung des Individuums zu helfen, abhängig von der jeweiligen physischen und der jeweiligen psychischen Konstitution.

Ein wahrer ayurvedischer Praktizierender ist daher auch ein Yogi.
Er oder sie beherrscht nicht nur den physischen Körper, sondern auch die Pranas und den Geist mit Kenntnis des feinstofflichen Körpers und der Seele.
Ein wahrer Arzt heilt durch die Lebenskraft, nicht durch seine eigene persönliche Energie. Der Geist eines wahren Heilers ist auf das göttliche oder innere zeitlose Selbst eingestimmt.[120]

Hier erscheint mir eine Bemerkung angebracht, die prima facie recht banal erscheinen mag, jedoch meines Erachtens bei konzentriertem Nachdenken einen tieferen Sinn, wenn nicht eine magische Bedeutung entbergen mag:

Die Gegenwart hat keinen Anfang und kein Ende!

Hierzu lasse ich die nachfolgende Aussage des Dalai Lama zunächst einmal für sich sprechen:

Der Mensch: Er opfert seine Gesundheit, um Geld zu verdienen.
Dann opfert er sein Geld, um seine Gesundheit zurückzubekommen.
Er ist so auf die Zukunft fixiert, dass er die Gegenwart nicht genießen kann.

Das Ergebnis ist, dass er weder die Zukunft noch die Gegenwart lebt.
Er lebt so, als würde er niemals sterben, und er stirbt so, als hätte er niemals gelebt.
In »De brevitate vitae« (Von der Kürze des Lebens) äußert sich der Stoiker Lucius Annaeus Seneca vor 2.000 Jahren[121]: »Die Zukunft lenkt vom kostbaren Augenblick ab, die Vergangenheit kann nicht mehr beeinflusst werden.«
Es ist demnach der Weise, der die gegenwärtige Zeit zu nutzen weiß. »Sein Leben wird dadurch lang, dass er alle Zeiten in eine einzige zusammenfasst.« Hier kommt eine Grundeinstellung der Stoiker zum Ausdruck, die Gegenwart als alleiniges Glück aufzufassen.
Sivananda drückt dies so aus: Das gegenwärtige Leben, das dir augenscheinlich offenbart wird, ist nur ein flüchtiger Moment in der Ewigkeit; warum also sich darum sorgen?
Besser den Moment nutzen und das Beste daraus machen. Lebe, solange es Leben gibt, und lebe weise und gesund gemäß dem Gita-Dharma. Widme dein Leben dem Moment, und aus dieser Verbindung wird ewige Lebensfreude entstehen.[122]

Die Weisheit und die Stimme der Natur zu erkennen, das Alphabet der Elemente zu verstehen und danach zu leben ist nach dem vedischen Lehrer (Vedacharya) Vāmadeva Śāstrī Vāmadeva die wertvollste Erfahrung menschlichen Lebens.[123]

Ayurveda und Yoga liefern dieses Alphabet. Ayurveda zeigt den Weg, Gesundheit durch ein harmonisches Gleichgewicht von Körper, Geist und Seele zu erhalten und Yoga zeigt den Weg, jenseits des Körperbewusstseins zu transzendieren.

Yoga und Ayurveda ermöglichen vollständiges Erlangen und Erhalten optimaler Gesundheit, Vitalität und höheres Bewusstsein.

Diese geistige Transformation gleicht einem unmittelbaren Erwachen, das die Illusion unseres Lebens (Maya) durchschaut und die Tür zu einer neuen Sichtweite und beglückenden Lebensführung öffnet.

Das heißt nicht, dass die Welt eine Illusion ist, die nun durchschaubar wird. Die Illusion besteht vielmehr in unserer Anschauung von der Welt, wenn wir die Formen und Strukturen, Dinge und Ereignisse um uns herum als Realität annehmen, anstatt zu erkennen, dass sie Konzepte unseres kategorisierenden Intellekts sind.

Ayurveda und Yoga sind Quellen spiritueller Entwicklung. Spirituelle Entwicklung bedeutet, sich in der Liebe zu entwickeln und den Geist zu schulen, dass er Liebe zu allen Wesen empfindet.

Die Yoga-Weisheit des Patañjali – die klassische Grundlage aller Yoga-Systeme – lehrt eine spirituelle Vervollkommnung des Menschen in acht Stufen (Ashtanga-Yoga).

In den ersten zwei Grundstufen lehrt Yoga entsprechendes ethisches Verhalten in gesellschaftlicher (Yama) und persönlicher Hinsicht (Niyama).[124]
Vornehmlich physische Aspekte werden durch Yoga-Asanas (überwiegend ruhende Körperstellungen) angesprochen, die körperliche Geschmeidigkeit und vitale Kraft fördern und Körper und Geist harmonisieren. Durch Entspannung und Meditation gehen Asanas aber auch über das Körperliche hinaus.
Die mehr physisch betonten Übungen des Yoga können dem physischen Aspekt des Ayurveda – der in den Doshas zum Ausdruck kommt – vergleichend gegenübergestellt werden.

Der achtgliedrige Pfad des Yoga (Patañjali: Ashtanga-Yoga)

Patañjali, vor rund 2.000 Jahren der Verfasser des klassischen Leitfadens des Yoga (Yogasutra), gilt als »Vater« des Yoga. Wer den Weg des Yoga geht, erlebt Schritt für Schritt eine magische Verbindung zwischen dem menschlichen Leben, der unmittelbaren Umwelt und dem Universum.
Die ersten fünf Glieder (Yama, Niyama, Āsana, Prānāyāma, Pratayāhāra)

werden auch als Kriya-Yoga (praktischer Yoga) bezeichnet und die letzten drei (Dhāranā, Dhyāna, Samādhi) als Raya-Yoga (königlicher Yoga).

Hier der achtgliedrige Pfad auf einen Blick:
1. Yamas – Umgang mit der Umwelt
2. Niyamas – Umgang mit sich selbst
3. Āsanas – Umgang mit dem Körper
4. Prānāyāma – Umgang mit dem Atem
5. Pratayāhāra – Umgang mit den Sinnen
6. Dhāranā – Konzentration
7. Dhyāna – Meditation
8. Samādhi – das Höchste: die innere Freiheit (6.–8. Samyāma – Umgang mit dem Geist)

Pratayāhāra, Dhāranā, Dhyāna und Samādhi werden als die vier inneren Methoden und zugleich als die vier höheren Ebenen der Yogapraxis angesehen. (125)

Der Geist ist auf dieser Ebene bis tief in die innersten Bereiche des Herzens aktiv. Dies setzt allerdings eine Verinnerlichung der früheren Stadien des Yoga – insbesondere der ethischen Aspekte – voraus.

Diese seien in der weiteren Folge wegen ihrer Bedeutung für die Bewusstseinsentwicklung und Persönlichkeitsentwicklung näher untersucht.

Sattva, Rajas, Tamas sind eine Art Lernstufe des Ayurveda, wie bereits im 1. Kapitel dargestellt.

Ebenso sind besonders die ersten beiden Stufen Yama und Niyama des klassischen Ashtanga-Yoga unverzichtbare Grundlage für die Persönlichkeitsentwicklung.

Diese ethischen und moralischen Regeln des Yoga, die im westlichen Kulturkreis oft von Āsanas überstrahlt werden, mögen die fehlenden Schlüssel zu wahrer yogischer Kraft und Transformation auf und außerhalb der Matte sein.

An dieser Stelle sei darauf hingewiesen, dass zum Beispiel eine Verletzung der erwähnten ethischen Aspekte nach yogischer Auffassung eine Schädigung des feinstofflichen Körpers (Aura) hervorruft, die in weiterer Folge gesundheitsschädigend auf den physischen Körper wirkt.

Auffallend ist, dass die ersten beiden Stufen des klassischen Yoga in der Praxis des westlichen Kulturkreises in der Regel übersehen werden beziehungsweise kaum erwähnt werden, geschweige denn Beachtung finden. Das westliche Verständnis von Yoga ist mehr auf den pragmatischen Nutzen körperlicher Muskelkräftigung gerichtet und beschränkt daher Yoga auf dynamisches Üben von Körperstellungen (Asanas), Atemübungen (Prānāyāma) und TM (transzendentale Meditation), einer abgewandelten Meditationsform des traditionellen Yoga.

Dies ist bedauerlich, da das Praktizieren von Yama und Niyama als wichtigste Prinzipien beim Charakteraufbau angesehen werden.[126]

Die verschiedenen yogischen Körperstellungen haben anerkanntermaßen gewisse positive Wirkung auf Körper, Geist und Seele. So hilft zum Beispiel der Schulterstand (Sarvangasana) Schlaflosigkeit und Depression zu heilen.[127]
Der Fisch (Matsyasana) hilft Stimmungen, Emotionen und Stress zu regeln und die Vorwärtsbeuge (Paschimothanasana) belebt das gesamte Nervensystem.
Yoga als Körperkunst genießt im Westen ein Image, ganz besonders gesundheitsfördernd zu sein. Somit ist es nicht verwunderlich, dass Yogapraktizierende in der Regel nicht in Erwägung ziehen, von Schlaganfällen, ausgekugelten Gelenken, Nervenschädigungen, gelähmten Gliedmaßen, vorquellenden Augäpfeln, Hirnschäden und Lungenrissen – um nur einige Schäden zu nennen – bedroht sein zu können. Auf diese Gefahren geht William J. Broad in »The Science of Yoga« ausführlich ein.[128]
Erschwerend kommt hinzu – wie W. J. Broad anführt –, dass das öffentliche Schweigen der Gurus zum Thema Verletzungen dazu beiträgt, eine unbekümmerte Unbedenklichkeit an den Tag zu legen.
Nicht nur das Schweigen beziehungsweise das Unterlassen eines Hinweises auf potenzielle Verletzungsgefahren gibt zu bedenken, sondern insbesondere auch Anweisungen von Yoga-Gurus, die sie an ihre Schüler und Schülerinnen richten und deren Ausführung in zahlreichen Fällen zu gesundheitlichen Schäden führt.
So bezeichnet Broad den indischen Yoga-Lehrer und Gründer des nach seinem Namen benannten Yoga als einen unverbesserlichen Enthusiasten[129], der zum Beispiel einen Schulterstand lehrt, bei dem das Kinn tief in die Brust gedrückt wird und Kopf und Brust einen rechten Winkel bilden, wobei der Körper in einer geraden Linie senkrecht zum Boden verharren soll. Nach Iyengar soll diese Übung »eine der größten Wohltaten sein, die die Menschheit von unseren alten Weisen überliefert wurde.«

Vor einigen Jahren machte ich in Kerala in dem ayurvedischen Resort – in dem ich mich regelmäßig seit vielen Jahren alljährlich für mehrere Wochen aufhalte – Bekanntschaft mit einer attraktiven jungen Dame aus einer reichen französischen Familie. Ich nenne sie hier Anne-Marie. Sie zeigte Interesse an meiner Ansicht über Yoga und erzählte stolz, dass sie ihren Guru in Iyengar gefunden habe und enthusiastisch seine Übungen ausführe.

Als ich sie nach einigen Jahren wieder dort im Resort traf und ich mich nach dem Fortschritt ihrer Iyengar-Yogaübungen erkundigte, antwortete sie unverhohlen, dass sie Yoga ad acta gelegt habe, da sie ein schmerzhaftes Nackentrauma mit allen möglichen unliebsamen Begleiterscheinungen davongetragen habe und noch heute darunter leide.

Dies ist nur ein persönlich in Erfahrung gebrachtes Beispiel körperlicher Verletzungen, hervorgerufen durch inkorrekt ausgeführte Yogaübungen. Mit anderen Worten bedeutet dieses Verhalten einen Verstoß gegen das Ahimsa-Gebot, eine der Grundregeln des Yoga.

Auf einzelne teilweise schwerwiegende Verletzungen durch unsachgemäß ausgeführte Yogaübungen hier einzugehen, würde den Rahmen des Buches sprengen. Dem interessierten Leser empfehle ich die zahlreichen von W. J. Board angeführten Fallstudien in dem Kapitel »Das Verletzungsrisiko« nachzulesen.

Unbestritten wirkt auch Meditation positiv auf Körper, Geist und Seele. Meditation bringt geistigen Frieden durch Eindämmung des unruhigen Geistes. Auf der körperlichen Ebene hilft Meditation, den anabolen Prozess des Wachstums zu verlängern und die Ausbesserung des Körpers zu unterstützen sowie den katabolen oder verfallenden Prozess zu verlangsamen.

Asanas, Pranayama und TM ohne gleichzeitiges Praktizieren ethischer Grundsätze wie Wahrhaftigkeit, Gewaltfreiheit, Mitgefühl sind nicht mehr als Leibesübungen oder Fitnessübungen. Motivation ist eher körperliche Leistungssteigerung und/oder Festigung und Absicherung eines materiellen Wohlstandes anstatt spirituelle Erfüllung in Demut und Genügsamkeit.

Hier scheiden sich die Geister zwischen Ost und West.

Broad berichtet von einem erfahrenen Yogi, dessen Leitprinzip beim Yogaunterricht es sei, weniger Gewicht auf die Asanas zu legen, sondern mehr auf das

Bewusstsein. »Wenn man den Leuten nur Asanas beibringt, ohne sie in tiefere Bewusstseinszustände einzuführen, werden ihre Asanas immer eine Tortur bleiben.«[130]

Nicht das, was man mit seinem Körper macht, bestimmt den Charakter eines Individuums, sondern das, was man mit seinen eigenen bewussten Fähigkeiten denkt und fühlt.[131]

Durch die geistige Auseinandersetzung mit den ethischen Grundregeln des Yoga wird einem schließlich bewusst, welche weitreichende und positive Wirkung die praktische Ausübung yogischer Ethik bewirkt.

So weist zum Beispiel Swami Sivananda – Yogameister und einer der einflussreichsten spirituellen Lehrer des 20. Jahrhunderts – in den »Ethics oft the Bhagavadgita« darauf hin, dass die bloße Vermeidung des Bösen nicht viel bewirkt.

Vielmehr sei der einfachste Weg, die negative Kraft des Bösen zu überwinden, seine entgegengesetzte Tugend zu kultivieren.[132]

Es liegt im Gesetz der Gedanken und der Natur, dass der Mensch durch erhabenes oder niedriges Denken seinen Charakter gut oder böse gestalten kann.

Und weiter[133]: Gerechtes Handeln erreicht nicht nur den großen Zweck des Lebens, sondern schwächt gleichzeitig die kosmischen Kräfte des Bösen, indem man nicht mit ihnen kooperiert, zugleich werden die kosmischen Kräfte der Gerechtigkeit gestärkt.

Swami Sivananda sagt, der Mensch schafft sich sein Schicksal durch die Kraft der Gedanken. Der Gedanke sät eine Handlung und erntet eine Gewohnheit, die in einem Charakter mündet. Die Saat des Charakters ergibt die Ernte des Schicksals.[134]

Die nun folgende Auseinandersetzung mit den ethischen Grundregeln des Yoga möge verdeutlichen, welche tiefgründige Weisheit dieser Ethik zugrunde liegt und welche weitreichende positive Wirkung die praktische Ausübung yogischer Ethik bewirkt.

1. Yama

Yama, die erste Disziplin, enthält Regeln über das soziale Verhalten anderer gegenüber und über den Umgang mit der Umwelt. Dies verlangt Achtsamkeit und bewussten Umgang mit den Mitmenschen.

Yama besteht aus fünf ethischen Prinzipien, deren Verwirklichung hohe geistige Anforderungen erfordert und täglicher Disziplin bedarf.

Ahimsa

Eines der wichtigsten Prinzipien ist für Praktizierende des klassischen Yoga die Gewaltlosigkeit (Ahimsa). »A« bedeutet im Sanskrit »nicht« und das Sanskrit-Wort »Himsa« Gewalt und somit bedeutet Ahimsa Gewaltlosigkeit. Es handelt sich um eine Verhaltensregel, die das Töten oder Verletzen von Lebewesen untersagt. Nach Auffassung von Mahatma Gandhi schließt das Konzept Ahimsa sowohl physische Gewalt als auch geistige Gewalt aus, wie üble Gedanken, verletzende Worte, Hass, Unredlichkeit und Lüge.[135]

Ahimsa umfasst daher Gewaltfreiheit in Gedanken, in Worten und in alltäglichen Handlungen und Taten. So kann zum Beispiel bereits jede Körperübung (Asanas), die in der Yogapraxis gewaltsam ausgeführt wird, nicht Yoga genannt werden (siehe Beispiel 2 Seiten vorher).

Yogapraktizierende sollten zudem Fleischnahrung vermeiden, da Fleisch verzehren das yogische Prinzip von Ahimsa verletzt.

Nach David Frawley (Pandit Vamadeva Shastri), einem sowohl in Indien als auch im Westen für sein Wissen als vedischer Lehrer und mit dem Padma Bushan (Lotusorden) – einem der höchsten indischen Ehrungen – ausgezeichneten Autor, kann es nicht weit führen, wenn die Yogapraxis darauf basiert, anderen Lebewesen Schaden zuzufügen.[136]

Fleischnahrung erhöht das Tierfeuer im menschlichen Körper und bringt die Tendenzen fleischfressender Tiere dazu, die meist unbewussten Prägungen und Eindrücke (Samskaras) des menschlichen Geistes zu formen. Dies fördert Wut, Lust und Angst und andere negative Emotionen. Frawley betont, dass nicht nur Gewalt und Kriminalität, sondern auch religiöse Intoleranz in der Vergangenheit häufiger bei Fleischessern anzutreffen war. Dies ist nicht nur ein moralisches, sondern auch ein energetisches Thema für Körper, Geist und Seele sowohl auf individueller als auch auf kollektiver Ebene.

Der Verzicht auf Gewalt schwächt nicht, sondern entwickelt vielmehr im Menschen eine Kraft, die zersetzende Widerstände überwindet.

An dieser Stelle sei aber auch erwähnt, dass im täglichen Umgang mit Ahimsa sehr unterschiedliche Auffassungen darüber bestehen, wie konsequent die Gewaltlosigkeit umgesetzt werden soll. Insbesondere ist hier strittig, inwieweit Gewaltanwendung zur persönlichen oder kollektiven Selbstverteidigung gerechtfertigt ist. Auf diese seit Jahrtausenden bestehenden Meinungsverschiedenheiten sei hier nicht näher Bezug genommen, da die physiologische Wirkung von Ahimsa thematisch im Vordergrund unserer Betrachtungen steht.

So erläutert Paramahansa Yogananda[137] den tieferen Sinn des Yoga sehr eindrucksvoll anhand der Yogaweisheit der Bhaghavadgita, nämlich die eigene Persönlichkeit durch Selbsterforschung und Innenschau mit Methoden weiterzuentwickeln, die zu Frieden, innerer Harmonie und Gewaltfreiheit führen, um seelische Kräfte zu entwickeln, die erkennen, was den geistigen Fortschritt fördert oder behindert.

Auch Swami Kriyananda[138] betont, dass das Prinzip von Ahimsa auf subtile Weise und nicht nur in grober Weise verstanden werden muss. Wenn irgendjemand auch nur auf die geringste Weise jemandem Schaden zufügt, zum Beispiel durch Respektlosigkeit, schadet die handelnde Person sich selbst sowie der Person, der er gegenüber sich respektlos verhält.[139]

Der tiefere Sinn von Ahimsa ist somit die totale und völlige Abwesenheit nicht nur von körperlicher Gewalt, sondern auch Abwesenheit von Gewalt gedanklicher und geistiger Art. Es geht um die Fähigkeit, sich gänzlich schädlicher Gedanken zu entziehen beziehungsweise davon freizuhalten.

Buddha beziehungsweise auch sinngemäß dem Talmud werden folgende Erkenntnisse zugeschrieben: Der Gedanke manifestiert sich als Wort; das Wort manifestiert sich als Tat; die Tat entwickelt sich zu einer Gewohnheit; die Gewohnheit formt sich zum Charakter und der Charakter wird dein Schicksal. Also achte auf die Gedanken und ihre Wege mit Sorgfalt. Und lass sie aus der Liebe entstehen, die geboren wird aus dem Mitgefühl für alle Lebewesen.

Satya

Das zweite Yama bedeutet wahrhaftig zu leben und befasst sich mit den Themen Ehrlichkeit, Aufrichtigkeit, Treue und Loyalität. Satya bedeutet wahrhaftig sein, die Wahrheit sprechen. Die Wahrheit auszusprechen verlangt einen bewussten Umgang mit der Wortwahl. Sollte die ausgesprochene Wahrheit jemand gefühlsmäßig verletzen, ist es besser, sich im Sinne von Ahimsa zurückzuhalten und zu schweigen.

T. K. V. Desikachar[140] sagte dazu: »Je wahrhaftiger ein Mensch spricht, desto mächtiger werden seine Worte.«

Ehrlichkeit bedeutet auch, sich selbst nicht zu belügen und Fehler einzugestehen.

Satya schließt somit gleichermaßen die Ehrlichkeit anderen gegenüber ein wie die Aufrichtigkeit sich selbst gegenüber. Dies hat eine tiefe Bedeutung, denn die Lüge bricht den Kontakt zur Realität und schafft schädigende Dissonanz im feinstofflichen Körper.[141]

Warum sind wir keine Zauberer mehr? Eine Antwort lautet: weil wir durch

Lügen die Verbindung zur Realität unterbrechen. »Heute scheinen alle zu lügen. Chefs lügen, Reporter lügen, Politiker lügen, Liebhaber und Geliebte lügen, Religionsführer lügen. Es erscheint akzeptabel, weil niemand großes Aufsehen darum macht.«[142] Und weiter, wenn wir unsere Lügen, Unwahrheiten und unsere Opferhaltung »nicht mit der Wurzel ausreißen, sondern mit einer spirituellen Fassade überdecken, dann können Wissenschaft und Religion sich bis in alle Ewigkeit vereinigen, und kein bisschen wird sich ändern«.

Asteya

»A« heißt nicht, »Steya« heißt stehlen. Das dritte Gebot bedeutet also nichts nehmen, was einem nicht gehört, oder nicht stehlen. Damit sind Gegenstände wie auch geistige Dinge gemeint, wie etwa geistiges Eigentum. Dies kann sich auf verschiedene Sachverhalte beziehen, wie die Übernahme fremder Texte oder anderer Darstellungen (zum Beispiel Fotos, Filme, Tonaufnahmen), fremder Ideen (zum Beispiel Erfindungen) oder wissenschaftlicher Veröffentlichungen, Urheberrechte.

Hingegen bedeutet die Kehrseite von Stehlen großzügig zu sein, ehrlich zu sein, liebevoll zu sein.

Asteya hat viele Aspekte. Außer dem Gebot, die oben genannten Handlungen zu unterlassen, bezieht sich Asteya auch auf Mitteilungen, die im Vertrauen ausgesprochen werden. Ein Vertrauensbruch ist somit auch Stehlen.

Das Horten übermäßigen Reichtums oder die eigenen Fähigkeiten mit anderen nicht zu teilen, gedankenlos natürliche Ressourcen zu verbrauchen, kann auch als eine Form von Stehlen angesehen werden.

Die Zeit anderer zu stehlen kann ebenso eine Form von Diebstahl sein. Die Vorstellung, nicht die Zeit – die wertvollste und nicht erneuerbare Ressource von allen – zu stehlen, ist eine interessante Interpretation von Asteya. Alexandra Franzen, Autorin und Kolumnistin, fügt dem ein passendes arabisches Sprichwort hinzu: »Öffne deinen Mund nur, wenn das, was du sagen willst, schöner ist als Schweigen.«[143]

Abgesehen von dieser Auslegung ist von Caraka bereits vor rund 2.000 Jahren in seinem Grundlagenwerk sehr pointiert erwähnt, dass perverser, negativer und übermäßiger Gebrauch von Zeit, Intelligenz und Sinnesobjekten die dreifache Ursache sowohl psychischer als auch somatischer Störungen ist.[144]

Brahmacharya

»Char« heißt bewegen, und »brahma« (hier in Kurzform von Brahman) die

Wahrheit. Somit bedeutet die vierte Regel des Yama »Wandeln in Brahman«, dem höchsten Wesen und universellen Geist. Brahmacharya bedeutet daher Reinheit in Gedanken, im Wort und in der Tat. Um sich auf dem spirituellen Weg nicht ablenken zu lassen und um den Geist vor Verunreinigungen zu schützen, sollten Suchtmittel, sinnliche Genüsse oder auch Sex vermieden werden.[145]

Bereits sexuelle Phantasien sind Ausdruck verunreinigter Gedanken, wie zum Beispiel auch in folgender Bibelstelle des Apostel Matthäus[146] zum Ausdruck kommt: »Ihr habt gehört, dass gesagt ist: Du sollst nicht ehebrechen. Ich aber sage euch: Wer ein Weib ansieht, ihrer zu begehren, der hat schon mit ihr die Ehe gebrochen in seinem Herzen.«

Entsagung ist kein negativer Vorgang wie Gleichgültigkeit oder Verantwortungslosigkeit, sondern vielmehr in spiritueller Bedeutung der positive Akt des Abgebens.[147]

Brahmacharya ist zudem noch in einem anderen Zusammenhang zu erwähnen.

Nach hinduistischer Vorstellung ist Dharma die ewige kosmische Ordnung (Sanatana Dharma) und auf menschlicher Ebene bestimmt Varnashrama Dharma die gesellschaftliche Ordnung und ist Lebensregel in Abhängigkeit vom Alter und von den Lebensumständen.

Mit Ashrama Dharma werden Regeln moralischen Verhaltens bezeichnet, die vier Lebensabschnitte betreffen, wobei Brahmacharya die erste der vier Altersstufen ist, der Lebensabschnitt der Schülerschaft und des Studiums.

Die weiteren Lebensstufen sind Grihastya (Berufsleben, Haushälter, Familiengründung, Elternschaft), Vanaprastya (Waldbewohner, Einsiedlerdasein mit Unterhalt des Hausfeuers) und Samnyasa (Entsagung, Wanderschaft).

Der Brahmacharya-Lebensabschnitt von der Kindheit bis zum Alter von 25 Jahren konzentriert sich auf die Erziehung und beinhaltet die Praxis der Keuschheit.[148] Während dieser Studentenphase wird der Schüler von einem Lehrer (Guru) unterrichtet, um in späteren Phasen des Lebens spirituelle Befreiung zu erlangen (Sanskrit: Moksha).[149]

Aparigraha

»Parigraha« ist die Gier, Sinnesobjekte und materielle Dinge zu besitzen, um sich an diesen zu erfreuen. Aparigraha bedeutet schließlich als fünfter Aspekt von Yama die Abwesenheit eines Verlangens nach materiellem Besitz oder Sinnesobjekten.

Dieses Prinzip besagt, den Besitz auf das Lebensnotwendige zu beschränken, wie es zum Beispiel auch in folgender Äußerung zum Ausdruck kommt: »Omnia mea mecum porto« (all meinen Besitz trage ich bei mir).

Dieser dem Philosophen Bias von Priene (einer der sieben Weisen neben Thales von Milet und Solon von Athen) zugeschriebene Ausspruch soll zum Ausdruck bringen, dass wahrer Besitz in den eigenen Fähigkeiten und charakterlichen Eigenschaften begründet ist und nicht in materiellen Dingen.

Weiterhin besagt Aparigraha keine Geschenke oder Belohnungen anzuneh-men, wenn dadurch Verpflichtungen entstehen können oder gar Bestechlichkeit oder Vorteilsgewährung, Missbrauch einer Vertrauensstellung damit verbunden wären.

Geschenke hingegen, die liebevoll aus reinem Herzen zugewendet werden, ohne dass irgendeine Verpflichtung damit verbunden ist, sind davon nicht be-troffen.

Spirituelle Aspiranten können durch Praktizieren von Nishkama-Yoga den Verzicht auf die Früchte ihrer Handlungen zur Erreichung des höchsten Friedens oder Mokshas in die Tat umsetzen.[150] Niṣkāmakarma ist der zentrale Grund-satz des Karma-Yoga und die zentrale Botschaft der Bhagavadgita, den Weg zur Befreiung durch selbstlose oder wunschlose Handlung zu gehen ohne jede Erwartung von Früchten oder Ergebnissen.

Wissen ist besser als das Ausüben von Ritualen. Meditation ist besser als Wis-sen. Der Verzicht auf die Früchte der eigenen Taten ist besser als Meditation. Warum? Weil dem Einstellen von Erwartungen sofort Frieden folgt.[151]

Résumé:
Tiefere Bewusstseinszustände ermöglichen subtile Zusammenhänge zu erken-nen, die von schicksalhafter Bedeutung sein können. Der Mensch ist dort, wo seine Gedanken sind.[152]

Den bereits zitierten folgenden Sinnspruch rufe ich noch einmal in Erinne-rung, da er das eben Erwähnte prägnant zum Ausdruck bringt:

Achte auf deine Gedanken, denn sie werden deine Worte, achte auf deine Worte, denn sie werden deine Handlungen, achte auf deine Handlungen, denn sie werden deine Gewohnheiten, achte auf deine Gewohnheiten, denn sie werden dein Charakter, achte auf deinen Charakter, denn er wird dein Schicksal.[153]

Dieses sich nach außen offenbarende Bewusstsein hat in dem »inneren Weg« seinen Gegenpart.

Der Dramatiker und Lyriker Christian Friedrich Hebbel betont in diesem

Zusammenhang: Der Mensch ist, was er denkt, was er denkt, strahlt er aus. Was er ausstrahlt, zieht er an.

Der Mensch, der durch Innenschau die Natur seiner Gedanken beobachtet und erkennt, durch aktives edles Denken einen edlen Charakter heranbildet und sein Schicksal schmiedet, praktiziert Ahimsa (Gewaltlosigkeit) und Brahmacharya (Reinheit in Gedanken) in Worten und Taten, er praktiziert Saucha (Sauberkeit, Hygiene).

Swami Sivananda bedauert, dass die meisten Menschen keinen sattvischen Geisteshintergrund haben, sondern von Hass und Eifersucht bestimmt sind und daher Misserfolg ihnen sicher ist.

Sattva befreit von der Anhaftung an Besitz, stärkt den Geist in seiner Entscheidungskraft, sieht das Vereinende in der Vielfalt. Der rajasische Geist bringt hingegen Gedanken des Ego hervor, verstrickt sich in Unterschiede und das Trennende.

Tamas wird in der Regel mit negativen Eigenschaften wie Dunkelheit, Trägheit, hemmend (varanaka) assoziiert.

Wer negativ denkt, zieht an, was er denkt, und ist in Resonanz mit dem Gedachten.

In dem philosophischen Werk Yoga-Vasishtha werden schlechte Gedanken als primäre Ursachen gewöhnlicher Krankheiten, die mit dem Körper zusammenhängen (Samanya), angesehen.

Werden diese Gedanken aufgehoben, kann der Körper in seinen ursprünglichen Zustand zurückkehren und diese Krankheiten verschwinden.[154]

Abgesehen von dem soeben Erwähnten wirken sich ethische Aspekte des Yoga als psychische Einflussfaktoren auf neurologischer, endokrinologischer und immunologischer Ebene aus.

2. Niyama – individuelle Selbstdisziplin

Niyama gehört wie Yama zu den geistigen Regeln und birgt ebenso interessante ethische Aspekte, bei denen es hier um die Auseinandersetzung mit sich selbst geht.

Shauca (Sauca)

Diese erste Regel des Niyama wird übersetzt mit Sauberkeit, Reinheit, was sich auf einen inneren und äußeren Aspekt bezieht.

Der Körper muss hygienisch rein gehalten und gepflegt werden, die adäquate Nahrung erhalten, in Bewegung gehalten werden, damit er gesund bleibt und die Voraussetzungen schafft, seinen Hauptzweck, geistige Klarheit, zu ermöglichen.

Die innere Reinheit ist die Reinigung des Geistes vom Schmutz der Anhaftung, des Hasses und anderer Leidenschaften durch Pratipaksha Bhavana, die Methode, die entgegengesetzte Tugenden kultiviert.[(155)]

<u>Samtosha (Santhosha)</u>
Samtosha ist ein positiver Geisteszustand und bedeutet im Sanskrit Genügsamkeit, Bescheidenheit, Freude, die aus einer inneren Gelassenheit entspringt, Zufriedenheit.

»Gesundheit ist Zufriedenheit, Krankheit ist Unzufriedenheit.« Diese prägnante Definition von Caraka hatte ich bereits kommentiert.

Sattvische Zufriedenheit bedeutet, die Menschen so zu nehmen, wie sie sind. Zufriedener sein zu wollen als andere ist ein Merkmal von rajasischem Samtosha und mangelndem Bemühen. In Trägheit verharren ist Ausdruck von tamasischem Samtosha.

Menschen, die sich weder von negativen noch von positiven Geschehnissen beeinflussen lassen und außerdem voller Hingabe dem Göttlichen zugewandt sind, sind geborgen, weil sie im Selbst (Atman) ruhen und nicht im Tumult der Welt.[(156)]

Ein gelassener Mensch erkennt die Welt in ihrer Vielfalt und Einmaligkeit an. Samtosha nimmt Geschehnisse, wie sie sich ergeben, ohne jede Erwartungshaltung an. Auch Misserfolge sollten angenommen werden, um aus ihnen zu lernen.

Samtosha drückt ein angenehmes Lebensgefühl und eine positive Einstellung zum Leben aus, die, wie bereits oben bei der Thematik »Positive psychische Einflussfaktoren auf die Immunabwehr« erwähnt, nachgewiesenermaßen einen Anstieg der Anzahl diverser am Immunsystem beteiligten Zellen bewirkt.

Im Buddhismus ist Gleichmut (Upeksā) einer der »vier grenzenlosen Geisteszustände« neben Liebe, Mitgefühl und Mitfreude. Im weiteren Sinn gehören zum Gleichmut auch Gelassenheit, Nicht-Anhaften, Nicht-Unterscheiden und Loslassen.

Der Bewusstseinserweiterung des Menschen dient es unter anderem, die Fähigkeit zu entwickeln, um das Vereinigende zu erkennen, anstatt Unterschiede zwischen sich selbst und anderen zu sehen und demzufolge in dualistischer Trennung zu verharren.[(157)]

Auch im westlichen Kulturkreis wurde die Bedeutung einer gelassenen Lebenseinstellung für das Wohlergehen schon vor über 2.000 Jahren hervorgehoben. So war Lucius Annaeus Seneca voll erfüllt von der Gelassenheit.

In seiner Schrift »Von der Gelassenheit«[158] erläutert der römische Stoiker in prägnanter Weise, wie man sein Leben im Einklang mit sich selbst und seinen Mitmenschen führen kann. Auf diese Frage gibt er zeitlos gültige Antworten.

Einer seiner Kernsätze bezieht sich auf die Gelassenheit als Lebensmeisterung in Übereinstimmung mit der Natur und in Harmonie mit dem Unendlichen. Jede Beglückung, die von außen kommt, verlässt uns wieder. Jene Werte hingegen, die im Innern wurzeln, wachsen und begleiten uns bis ans Ende.

In »Ethos der Gelassenheit«[159] äußerte der Vorsokratiker Demokrit: »Wem das innere Wesen wohlgeordnet ist, dem ist auch das Leben in Ordnung. Glücklich, wer bei mäßigem Vermögen wohlgemut, unglücklich, wer bei großem missmutig ist.«

Im Zustand von Swasthya ruht unsere Persönlichkeit in Gelassenheit und kann durch nichts erschüttert werden. Ayurveda erachtet die Fähigkeit, die eigene Natur zu erkennen und in Kontakt mit unserem wahren Selbst zu bleiben, als Voraussetzung und Ziel für ein erfülltes Leben.

Tapas

Tapas ist das Gebot, den Körper durch Schüren der »inneren Glut« gesund zu halten. Damit wird die Grundlage geschaffen, geistige Klarheit zu erlangen.

Hierzu dienen zum Beispiel Āsanas und Prānāyāma, die den Körper erhitzen und somit Unreinheiten über die Ausscheidung, Haut und Atmung abgeben.

Dadurch kann sich der Körper von Giftstoffen in der Nahrung und auch von gewöhnlichen »Schlacken«, wie zum Beispiel von toxischen Endprodukten des Eiweißabbaus, reinigen. Darüber hinaus verhelfen die genannten Yogaübungen, geistige Klarheit zu erlangen, da sie angesammelten »Psychomüll« vollends abbauen.

Svādhyāya (Svadhyaya)

»Sva« heißt im Sanskrit selbst und »adhyaya« heißt Erforschung. Svadhyaya bedeutet daher Selbsterforschung.

Das Gebot der Selbsterforschung erfordert die Reflexion des Ichs – sich erkennen, bewusster zu werden, auch selbst kritisieren zu können.

Die Bedeutung des »Erkenne dich selbst« habe ich schon angesprochen. Auf der Suche einer Antwort zu der Frage »Wer bin ich?« richte man sich im Sinne von Svādhāya auf das höchste Selbst aus.

Um sich hierzu inspirieren zu lassen, studiere man Texte mit spirituellem, philosophischem oder religiösem Hintergrund.

Ishvara-Pranidhāna (Ishvarapranidhana)

Das fünfte Gebot wird mit »Hinwendung« zu Gott übersetzt. Als Synonym für Gott können hier unter anderem Schöpfung, universeller Geist, kosmisches Gesetz, transzendente Realität gemeint sein.

Ishvara-Pranidhāna heißt auch, sich von Ängsten und Zweifeln zu befreien und sich im Gottvertrauen oder auch Urvertrauen geborgen zu fühlen.

Dieses Grundvertrauen ist die Basis für ein gesundes Selbstbewusstsein und ein glückliches Leben. Es prägt bereits in den ersten Lebensjahren den Charakter eines Kindes, verschafft emotionale Sicherheit und ist die Grundlage für die Entwicklung von Selbstwertgefühl, von Vertrauen in eine Partnerschaft, Freundschaft und generell von angstloser Auseinandersetzung mit der sozialen Umwelt.

Die Fähigkeit, sich von Anhaftungen, Vorurteilen und ähnlichen Beschränkungen befreien zu können, erfordert aufgeben von Erwartungen, loslassen und geschehen lassen.

Es geht darum, den göttlichen Willen, die kosmische Ordnung (Sanatana Dharma) oder die wahre Natur des Universums anzuerkennen und erkenntnisgemäß die eigene Lebensführung entsprechend auszurichten.

Es gilt seinen eigenen Willen zurückzustellen, wie es im Vaterunser – dem bedeutendsten Gebet des Christentums – durch »Dein Wille geschehe, wie im Himmel, so auf Erden« (fiat voluntas tua, sicut in caelo, et in terra) zum Ausdruck kommt.

In einer von Individualismus und Selbstbestimmungsdenken geprägten Zeit, wo der eigene selbstsüchtige Wille (Ego) Maßstab des Wollens und Handelns ist, wird diesem Vers wenig Verständnis entgegengebracht.

Das lebendige Erleben auf Erden soll jedoch erfüllt sein vom geistigen Prinzip.

Loslassen von Alltagsgedanken, zum Beispiel durch Praxis von Yogaübungen und hier insbesondere durch Meditation, führt zu mehr Konzentration auf Aufgaben und Pflichten, die so besser erfüllt werden können.

Résumé:
Niyama als persönliche Disziplin, zugleich Ethik im persönlichen Lebensstil, und Yama, Ethik im Umgang mit anderen, sind keine starren Regeln, sondern

Lebensweisheiten und Ratschläge für eine friedvolle Lebensausrichtung. Das Umsetzen der Empfehlungen von Niyama und Yama in die eigene Lebensführung verhilft zur Klarheit des Geistes, zur spirituellen Entwicklung, zu einem glücklichen und erfolgreichen Leben.

Zufriedenheit, Bescheidenheit, Reinheit in Gedanken, Vertrauen, Gelassenheit, mit Freude den Augenblick genießen sind Aspekte, die ein Kleinkind – noch nicht konditioniert von Schule und Elternhaus – unbefangen durchlebt. Diese Einstellung fällt in der Regel den Erwachsenen schwer, da sie geplagt werden von Sorgen um die Zukunft, von Ängsten der Gegenwart und Wehmut hervorgerufen durch Erinnerungen an Vergangenes.

Ein Kind vertraut unbesehen und lebt glücklich »im Hier und Jetzt«.

Darauf verweisen die Bibelstellen »Wenn ihr nicht umkehrt und werdet wie die Kinder, werdet ihr nicht in das Reich der Himmel eintreten« *(Matthäus 18,3)* und »Lasset die Kinder und wehret ihnen nicht zu mir zu kommen, denn solcher ist das Himmelreich« *(Matthäus 19,14)*.

Diese Umkehr zum Grundvertrauen zeigen die ethischen Grundsätze von Yama und Niyama auf, wie zum Beispiel kurz zusammengefasst:

Ahimsa: der Verzicht auf jegliche Gewalt

Satya: wahrhaftig zu leben

Brahmacharya: ein Leben in Einklang mit Sanatana Dharma (die ewige kosmische Ordnung) und Varnashrama Dharma (gesellschaftliche Ordnung)

Aparigraha: Befreiung von Anhaftungen

Shauca: Reinheit in Gedanken, Wort und Tat

Samtosha: Genügsamkeit, Bescheidenheit, Demut

Tapas: geistige Klarheit schaffen

Svādhāya: Selbsterforschung, Selbsterkenntnis

Ishvara-Pranidhāna: Grundvertrauen, Befreiung von Ängsten, Zweifeln und Sorgen

Anmerkung zur Ethik im Zusammenhang zum ethischen Aspekt von Yoga

Der durch sein friedliches Wirken in der ganzen Welt bekannte gegenwärtige 14. Dalai Lama ermutigt mit seinem Appell »Ethik ist wichtiger als Religion« zur Rückbesinnung auf eine allen Menschen innewohnende Ethik als Basis für ein gerechtes, respektvolles und friedliches Miteinander jenseits der Religionen. Nur die Rückbesinnung auf diese Ethik kann die tiefen Konflikte lösen und die Zukunft der Menschheit sichern. Nicht Religionen werden die Antwort geben, sondern die Verwurzelung des Menschen in einer Unterschiede überwindenden Ethik.

Wenn auch dem geistigen Oberhaupt des tibetanischen Buddhismus die politische Umsetzung bisher versagt ist, wird dieser mutige Aufruf des bescheidenen und durch seine Strahlkraft beeindruckenden Menschen im Bewusstsein vieler Menschen weltweit als Stärkung für ein gerechteres Miteinander empfunden.

Zahlreiche Freunde und Bekannte haben mich in Bewunderung auf diesen – wie sie glauben – Mut machenden Aufruf des geistigen Oberhaupts der Tibeter angesprochen.

Auf meine Entgegnung, dass ich keinen Widerspruch zwischen Religion und Ethik sehen kann, zumindest nicht aus christlicher Sicht, reagieren meine Gesprächspartner mit Unverständnis.

Man könne das Rad der Geschichte nicht herumdrehen und müsse pragmatisch an die heutigen Probleme herangehen. Das, was nach den praktischen Gegebenheiten machbar erscheint, sei umzusetzen. Das klingt plausibel, veranlasst mich jedoch Folgendes zu äußern:

Gleich zu Beginn seiner Ausführungen in »Ethik ist wichtiger als Religion« betont der Dalai Lama, dass Religionen oft missbraucht wurden, um politische oder wirtschaftliche Interessen durchzusetzen.

Das interpretiere ich als ein Eingeständnis. Nicht die Religion ist unfähig ein friedliches Miteinander unter den Menschen zu gewährleisten, sondern die missbräuchliche Umsetzung des ureigenen Wesensgehalts der Religion durch den Menschen.

So ist zum Beispiel der ureigene Wesensgehalt nicht nur christlicher Religion die Liebe zu Gott und zu jedem Menschen.

»Gott ist Liebe, und wer in der Liebe bleibt, bleibt in Gott und Gott bleibt in ihm« *(1. Johannes 4,16b)*. »Furcht ist nicht in der Liebe, sondern die völlige Liebe treibt die Furcht aus; denn die Furcht hat Pein. Wer aber sich fürchtet, der ist nicht völlig in der Liebe« *(1. Johannes 4, 18)*.

Die Religion erfasst das innere Leben, Herz und Seele.

Ethik befasst sich mit Bewertung des menschlichen Handelns und wird zusammen mit Rechts-, Staats- und Sozialphilosophie als praktische Philosophie verstanden.[160]

Die säkularisierte Form der Religion reduziert die Liebe auf Ethik.

Es ist die Bindungskraft der Liebe, die die Würde und Freiheit des anderen Menschen in der Gemeinschaft entfalten lässt, und nicht eine von Menschenhand konstruierte Hierarchie, Organisation oder von Menschengeist erdachte Verhaltensordnung.

»Wir müssen die Kraft der Liebe entdecken und wenn wir das tun, werden wir aus dieser alten Welt eine neue Welt erschaffen können. Liebe ist der einzige Weg«, predigte Michael Bruce Curry, leitender Bischof der Episkopalkirche Amerikas, während der Trauungszeremonie von Prinz Harry und Herzogin Meghan.

Später bekräftigte Curry: Ihre Liebe füreinander hat uns zusammengebracht, auch wenn es nur für einen kurzen Moment war. Sie hat uns Grenzen der Nationalität, Rasse und Politik überschreiten lassen.

Ihre Liebe hat dabei geholfen, unseren Umgang mit anderen zu ändern, auch wenn es nur für einen Moment war, wurde deutlich, dass diese Liebe uns dabei helfen könnte, die Welt zu verändern und ein wenig besser zu machen.

»Liebe ist der größte Wachstumsimpuls überhaupt.« (Bruce Lipton)[161]

»Es gibt nur eine Religion, die Religion der Liebe.« (Swami Sivananda)

Epilog

Bei der Wanderung auf dem Pfad ayurvedischer Weisheit an dieser Stelle angekommen möge ein Rückblick und Ausblick uns bewusster und verantwortungsbewusster mit uns umgehen lassen, rücksichtsvoller mit unseren Mitmenschen sein und schonender mit der Umwelt umgehen, in der wir leben und durch die wir leben können. In der Reflexion mögen wir prüfend und nachdenkend verweilen und in der Vision ein inneres Bild der Zukunft gestalten.

Medizin ohne Seele ist »tote Medizin«, Medizin ohne Moral und Ethik ist »verantwortungslose Medizin«, Medizin ohne Religion ist »lieblose Medizin«.

Der Mensch, der Atome spalten kann und hat die Liebe nicht, wird zum Monster.

Mbih Jerome Tosam sieht in der Philosophie und der Medizin komplementäre Formen. Philosophie ist die Suche nach der Wahrheit und Medizin die Suche nach Gesundheit. Beide ergänzen sich und setzen sich für die Verbesserung des menschlichen Wohlbefindens ein.

Hontschik bekräftigt, dass die medizinische Kunst darin besteht, den Kranken als Subjekt zu behandeln, als lebendiges Wesen.

»Psychosomatik bedeutet, dass Körper und Seele zwei untrennbar miteinander verbundene Aspekte des Menschen sind, die nur aus methodischen Gründen oder zum besseren Verständnis unterschieden werden. Psychische Probleme verursachen nicht körperliche Störungen: Sie sind es!

Die Psycho-Neuro-Endokrino-Sozio-Immunologie sieht Krankheiten des Körpers und Krankheiten des Geistes nicht als getrennte Erscheinungsformen körperlichen Befindens, sondern durch komplexe Wechselwirkungen miteinander verbunden.

Ayurveda ist eine ganzheitliche Medizin, die Körper, Geist und Seele des Menschen als eine Einheit auffasst.

Die ayurvedische Heilkunde erkennt in Mikrokosmos und Makrokosmos eine Einheit. Bausteine des Universums sind fünf Elemente (Mahabhoutas). Alle Manifestationen der Natur – auch der Mensch in seiner physischen Erscheinungsform und seinen psychischen Tendenzen – sind aus den fünf Elementen Erde, Wasser, Feuer, Luft und Äther (Raum) zusammengesetzt.

Die unterschiedliche Zusammensetzung der Elemente ist für eine mehr materielle Manifestation oder mehr feinstoffliche (geistige) Manifestation maßgebend.

»Gott ruht im Stein, schläft in der Pflanze, träumt im Tier und erwacht im Menschen.«[162]

Solange wir in Kontakt mit unserem wahren Selbst, unserer innersten Natur sind, befinden wir uns in einem ausgeglichenen und kraftvollen Zustand auf allen Ebenen unserer Persönlichkeit.

Geborgen im Urvertrauen oder mit den Worten des Widerstandskämpfers Dietrich Bonhoeffer: »Von guten Mächten wunderbar geborgen, erwarten wir getrost, was kommen mag.«

In dem Dialog »The Ending of Time«.[163] äußern der Quantenphysiker David Bohm und der Philosoph Jiddu Krishnamurti, dass sich die Menschheit grundlegend verändern kann, sofern eine Transformation von engen und partikulären Interessen des Einzelnen zum Wohl der Allgemeinheit erfolgt, die einer über Denken und Zeit hinausgehenden tieferen Reinheit des Mitgefühls, der Liebe und der Intelligenz entspringt.

Die eigene Natur zu erkennen, von selbstloser Liebe geprägt in harmonischer Gemeinschaft zu leben, ist die Voraussetzung und das Ziel für ein langes, gesundes und erfülltes Leben.

FINIS

Quellenverzeichnis

[1] Vasant Lad, Textbook of Ayurveda, Volume Three: General Principles of Management and Treatment
Vasant Lad, The Complete Book of Ayurvedic Home Remedies: Based on the Timeless Wisdom of India's 5,000-Year-Old Medical System Paperback – April 6, 1999
Vasant Lad, Ayurveda: The Science of Self Healing: A Practical Guide Paperback – 1985
Maya Tiwari, Ayurveda Secrets of Healing Paperback – August 23, 1995
David Frawley, Ayurvedic Healing: A Comprehensive Guide Paperback – April 23, 2001
David Frawley, Ayurveda and the Mind: The Healing of Consciousness Paperback – March 21, 1997

[2] Jorge Bucay, Das Buch der Weisheit: Wege zum Wissen, S. Fischer Verlag, 2015, ISBN 978-3-596-19797-2, S. 23

[3] The Dance of Shiva, Ananda Coomaraswamy

[4] Sri Ramana Maharshi, Über das Selbst, Vierzig Verse, S. 5, Drei Eichen Verlag,1996, ISBN 978-3-7699-0569-4)

[5] Quelle: www.hermetik.ch

[6] http://www.allesistenergie.net/der-makrokosmos-ist-ein-abbild-des-mikrokosmos-und-umgekehrt-fraktalitaet-entsprechung-strukturel

[7] http://www.phyx.at/mikrokosmos/

[8] https://www.nmz.de/online/die-welt-ist-klang-swr2-praesentiert-joachim-ernst-berendts-kultsendung-von-1981

[9] 1. Mose 1,1, Johannes 17,5, Offenbarung 19,13

[10] 1. Korinther 8,6, Kolosser 1,16–17, Hebräer 1,2

[11] Johannes 8,12

[12] Johannes 3,19

[13] Nada Brahma, Die Welt ist Klang, suhrkamp taschenbuch, 2007

[14] https://wiki.yoga-vidya.de/Om

[15] Professor Klaus Fessmann, Pianist, Komponist und Klangkünstler (s. E-Mail 23.02.2018)

[16] Armin Risi, Ein spirituell-philosophisches Handbuch, 1. Auflage September 2004, 4. Auflage 2016, gebunden, 504 Seiten, ISBN 978-3-906347-62-2

[17] Frido Mann, Christine Mann, Es werde Licht: Die Einheit von Geist und Materie in der Quantenphysik, ISBN 978-3-10-397245-0

[18] http://www.weisheitsrichinmoys.com/themen/licht

[19] 15. Kapitel, Vers 15, Jack Hawley, Bhagavadgita 191

[20] Bhagavadgita, Kapitel 8

[21] Johann Wolfgang von Goethe, Sämtliche Werke in 18 Bänden, Band 1: Sämtliche Gedichte. Artemis, Zürich 1950, S. 514

[21a] Dr. K. V. Dilipkumar, Clincal Yoga & Ayurveda, The Chaukamba Ayurvijnan Studies 101, 2010 Publishers: Chaukamba Sanskrit Pratishthan, 38 U. A. Bungalow Road, Jawahar Nagar, Delhi 11007

[22] Martin G. Weiß, Die Auflösung der menschlichen Natur. In: Martin G. Weiß (Hrsg.): Bios und Zoë. Suhrkamp, Frankfurt am Main, 2009, ISBN 978-3-518-29499-4, S. 46

[23] Katha Upanishad (Vers 3,10)

[24] Gregory Bassham, Von den Veden bis zum neuen Atheismus, DAS PHILOSOPHIEBUCH: 250 Meilensteine in der Geschichte der Philosophie, 2018, S. 12 (Die Veden), ISBN 978-90-8998-944-4

[25] Klaus-Rupprecht Wasmuht, Ayurveda und Gesundheit – Mehr Freude durch bewusstes Leben – Vier Beiträge für ein gesundes und erfülltes Leben aus ayurvedischer Sicht, Books on Demand GmbH, Norderstedt, 2012, ISBN 978-3-8448-2032-4

[26] What Is Life? The Physical Aspect of the Living Cell, Erwin Schrödinger Publication Date 1944, 1948 Edition, ISBN 0-521-42708-8

[27] Science and Humanism: Physics in Our Time (SCIENCE, PHYSICS, PHILOSOPHY) Hardcover – 1961, CAMBRIDGE UNIVERSITY PRESS

[28] https://de.wikipedia.org/wiki/Integraler Yoga

[29] Otto Wolff, Der Integrale Yoga, S. 74 (Übersetzung aus Letters of Sri Aurobindo, S. 282 f.)

[30] Ayurvedic Healing, A Comprehensive Guide, 2nd Revised and Enlarged Edition, Copyright © 2000 by David Frawley, ISBN 0-914955-97-7

[31] http://www.gesundheitlicheaufklaerung.de/der-geist-ist-staerker-als-die-gene

[32] Bruce Lipton, Intelligente Zellen – Wie Erfahrungen unsere Gene steuern, Koha Verlag, ISBN 978-3-936862-88-1

[33] Sivananda All about Hinduism, S. 185

[34] Rudolf Virchow, Rede auf dem XI. internationalen medizinischen Kongress in Rom 1894

(35) H. C. Crick, Was die Seele wirklich ist – Die naturwissenschaftliche Erforschung des Bewusstseins, Rowohlt, 1997, ISBN 3-499-60257-1 (englisches Original: The astonishing hypothesis: the scientific search for the soul, Scribner 1995)

(36) Louis Cozolino, Die Neurobiologie menschlicher Beziehungen, VAK Verlags GmbH, Kirchzarten bei Freiburg, 2007, S. 14, ISBN 978-3-86731-001-7; Titel der amerikanischen Originalausgabe: The Neuroscience of Human Relationship

(37) Karl Wimmer, Was ist die Seele? Eine alte Frage neu gestellt, S. 7, Karl Wimmer & Partner, Netzwerk für balancierte Entwicklung, http://www.wimmer-partner.at/pdf.dateien/seele.pdf

(38) Karl Wimmer, Was ist die Seele?, ebenda, S. 8

(39) Stefan Zweig, Die Heilung durch den Geist, Fischer Taschenbuchverlag, Frankfurt am Main, 1998, S. 13, ISBN 3-596-22300-8

(40) Stefan Zweig, Die Heilung durch den Geist, ebenda, S. 301

(41) Mbih Jerome Tosam, The Role of Philosophy in Modern Medicine, Open Journal of Philosophy
Vol. 04 No. 01 (2014), Article ID:43303, Department of Philosophy, Higher Teacher Training College (HTTC) Bambili, University of Bamenda, Bamenda, Cameroon, http://file.scirp.org/Html/11-1650321_43303.htm

(42) Dr. Bernd Hontschik, Körper, Seele Mensch – Versuch über die Kunst des Heilens, Suhrkamp, ISBN 978-3-518-45818-1

(43) Dr. Remya Krishnan, Evidence Based Ayurveda & Rational Prescribing, 2012, Vision Grafix, Trivandrum – 695012

(44) Pietschmann, Die erweiterte einheitliche Quantenfeldtheorie von Burkhard Heim, Wolfgang Ludwig, Innsbruck, Resch, 1998 (Grenzfragen): 17, ISBN 3-85382-963-8

(45) Dr. V. Coleman, Die moderne Medizin ist keine Wissenschaft, https:///naturepower.de/vitalstofff-journal/fakten-widerreden/medizinbetrieb/die-moderne-medizin-ist-keine-wissenschaft

(46) Dr. Issac Mathai, Holistic Healing – A doctor's guide to rediscovering health and happiness, naturally, 2014, S. 68/S. 84, ISBN 978-935029-093-4

(47) David Frawley, Vom Geist des Ayurveda: Therapien für den Geist, Yogische ganzheitliche Medizin und ayurvedische Psychologie, Windpferd Verlag, S. 120

(48) J. Krishnamurti, Wie willst du leben?, S. 224 (Originaltext: What are you doing with your life?), Arbor Verlag, Freiamt im Schwarzwald, 2006, ISBN 3-936855-27-7

(49) https://de.wikipedia.org/wiki/Psychosomatik

(50) Axel Schweickhardt, Kurt Fritzsche, Michael Wirsching, Psychosomatische Medizin und Psychotherapie (Springer Lehrbuch), S. 5 und 7, Heidelberg 2005, ISBN 3540218777

(51) Psychoneuroimmunology 4th Edition, Editor-in-Chiefs: Robert Ader, 2006, ISBN 9780120885763

(52) Bernard Lown, Die verlorene Kunst des Heilens: Anstiftung zum Umdenken, Schattauer Verlag – 1. Nachdruck 2008, ISBN 978-3-7945-2347-4

(53) Louis Cozolino, ebenda S. 20

(54) http://www.planet-wissen.de/gesellschaft/medizin/psychosomatik/pwiedernoceboefffekt100.html

(55) Walter Feichtinger, http://www.meduniwien.ac.at/med_audiovisiuals/Seminare/Powerpoint /SymbolischesHeilen-I/VooDoo%20Death.pdf

(56) Walter Feichtinger, ebenda

(57) R. Adler, N. Cohen, Behaviorally conditioned immunsupression. In: Psychosomatic medicine, Band 37, Nummer 4, 1975, S. 333–340, ISSN 0033-3174. PMID 1162023

(58) https://de.wikipedia.org/wiki/Psychoneuroimmunologie

(59) Christian Schubert, Psychoneuroimmunologie und Psychotherapie. Schattauer Verlag, 2011, ISBN 978-3-7945-2700-7, S. 116

(60) E. S. Taylor, J. D. Brown, Illusion and well-being: A social psychological perspective on mental health. In: *Psychological Bulletin*, 103 (2), 1988, S. 193–210

(61) J. E. Milram, J. L. Richardson, G. Marks, C. A. Kemper, A. J. McCutchan, The roles of dispositional optimism and pessimism in HIV disease progression. In: Psychol Helth, 2004; 19, S. 167–181

(62) T. Miyazaki, S. Ishilkawa, A. Natata u. a., Association between perceived social support and Th1 dominance. In: Biol Psychology, 2005; 70, S. 30–37

(63) Louis Cozolino, Neurologie menschlicher Beziehungen, 2006, ISBN 978-0-393-70454-9, VAK Verlags GmbH, Kirchzarten bei Freiburg

(64) Louis Cozolino, Neurologie menschlicher Beziehungen, ebenda

(65) Matthias Weik, Marc Friedrich, Der Crash ist die Lösung, Bastei Lübbe Taschenbuch, Band 60858, 2015, ISBN 978-3-404-60858-4

(66) C. G. Jung, Zugang zum Unbewussten; Die menschliche Seele. In: Der Mensch und seine Symbole, 8. Auflage der Sonderausgabe 1985, ISBN 3-530-56501-4 und https://zitatezumnachdenken.com/carl-gustav-jung

(67) Jesaja 42,8

[68] Exodus 20,3

[69] http://namastetruckee.com/namaste-defined

[70] Jack Hawley, Bhagavadgita: Der Gesang Gottes. Eine zeitgemäße Version für westliche Leser, Goldmann Arkana, 4. Auflage 2002, ISBN 078-3-442-21607-9, S. 109 ff.

[71] Jack Hawley, Bhagavadgita, ebenda

[72] Fritjof Capra, The turning Point; Science, Society, and the Rising Culture, 1984, ISBN-13: 978-0553345728

[72a] Sri Raman Maharshi:Über das Selbst – vierzig Verse, kommentiert und erläutert von Mata Satymayi, autorisierte Übertragung aus »The collected works of Ramana Maharshi«,Drei Eichen Verlag Seite 23, 3. Auflage 2007, ISBN 978-3-7699-0569-4

[73] Friedrich von Schiller, Über die ästhetische Erziehung des Menschen, 8. Brief

[74] Dr. David Frawley, Vom Geist des Ayurveda. Therapien für den Geist. Yogische ganzheitliche Medizin und ayurvedische Psychologie, Windpferd Verlag. Aus dem Amerikanischen von Rita Penny, 2. Auflage 2003, ISBN 3-89385-304-9, S. 122 ff.

[75] C. G. Jung, Gesammelte Werke 7, 266, 404

[76] M.-L. von Franz, Der Individuationsprozess. In: Der Mensch und seine Symbole, 8. Auflage der Sonderausgabe, 1985, Walter Verlag AG, Olten, S. 162, ISBN 3-530-56501-4

[77] https://vedanta-yoga.de/bhagavad-gita-verse-6-1-6-9-innere-entsagung

[78] C. G. Jung, Die Beziehungen zwischen dem Ich und dem Unbewussten. Zweiter Teil: Die Individuation, 4. Auflage, dtv, München, S. 116

[79] Aristoteles, Metaphysik. Ins Deutsche übertragen von Adolf Lasson. Jena, 1907, S. 129

[80] Caraka Samhitā (Text with English Translation), P. V. Sharma, Chaukhambha Orientalia, Varanasi, India, 2007, Volume I, Section of Fundamentals, Chapter IX, 4, ISBN 81-7637-012-6

[81] https://www.berliner-zeitung.de/26228800 © 2018

[82] Social Justice in the EU – Index Report 2017, Social Inclusion Monitor Europe, Daniel Schwaad-Tischler, Cristof Schiller, Sascha Matthias Heller, Nina Siemer, Bertelsmann Verlag

[83] https://www.transparency.org/cpi2014/results

[84] Meik Wiking, The Little Book of Hygge, the Danish Way to live well, Pinguin Random House, UK 2016, S. 62, ISBN 978-0-241-28391-2

(85) Meik Wiking, The Little Book of Lykke, the Danish Search fort the World's Happiest People, Pinguin Random House, UK 2017, S. 1302, ISBN 978-0-241-30201-9

(86) http://ec.europa.eu/eurostat/statistics-explained/images/5/5f/Causes_of_death_standardised_death_rate%2C-2014_(per_ 100_000-inhabitants)

(87) Daniel Everett, Das glücklichste Volk, Sieben Jahre bei den Pirahã-Indianern am Amazonas, DVA Sachbuch, München 2012, ISBN 978-3-570-55167-7

(88) Jack Hawley, Bhagavadgita: Der Gesang Gottes. Eine zeitgemäße Version für westliche Leser. Aus dem Amerikanischen von Peter Kobbe, Goldmann Arkana, München, 2002, ISBN 978-3-442-21607-9, 2. Kapitel, S. 53

(89) Jack Hawley, ebenda, S. 49

(90) Jack Hawley, ebenda, S. 40

(91) Caraka Samhitã (Text with English Translation), P. V. Sharma, Chaukhambha Orientalia, Varanasi, India, 2007, Volume I, 4. Section on the study of human body: Chapter I, 152/153, ISBN81-7637-012-6

(92) Psychotherapie in Deutschland – Versorgung, Zufriedenheit, Klima, 2011, Dossier zur Onlinestudie von Pro Psychotherapie e. V. https://www.therapie.de/fileadmin/dokumente/pi/Dossier_Umfrageergebnisse_zu_Psychotherapie_in_Deutschland_2011_therapie.de.pdf

(93) Frawley, ebenda, S. 197

(94) Sushruta Samhita Sutrasthana, 15/41

(95) Pschyrembel, 2004

(96) http://www.mind-control-news.de/seiten/display/who-definition-gesundheit/

(97) Klaus Hurrelmann, Gesundheitssoziologie, eine Einführung in sozialwissenschaftliche Theorien, von Krankheitsprävention und Gesundheitsförderung, Reihe Grundlagentexte Soziologie, Verlag Juventa, ISBN 978-37799-1483-9

(98) Csikszentmihalyi, M. (1990), Flow: The Psychology of Optimal Experience. New York: Harper and Row, ISBN 0-06-092043-2

(99) https://www.golfdigest.com/story/myshot_gd0210

(100) Maharshi, on the Self, commented by Mata Satyamayi, ibid, page 29 and Hebräer 12,27

(101) Csikszentmihalyi, M. (1990), Flow: The Psychology of Optimal Experience. New York: Harper and Row, ISBN 0-06-092043-2

(102) http://www.chopra.com/article/what-oneness#sm.0001yely2hinffduu3y-1cywv9c4e4 By Roger Gabriel (Raghavanand)

(103) http://www.ayurindus.com/ayurveda/definition-of-health/

(104) THE BHAGAVADGITA, ebenda, XII, S. 77

(105) Ashtanga Hrdayam, Sutra Sthana, Srimad Vagbhata, in der Übersetzung von Hendrik Wiethase, Wiethase Verlag, 2006, XI, 6–8, ISBN 3-937632-43-4

(106) https://de.scribd.com/doc/30500784/Manasa-roga

(107) Unmada-Insanity: Ayurvedic Understanding and Management, Dr. MS Krishnamurthy MD (Ayu), PhD (Ayu) https://easyayurveda.com/2014/04/18/unmada-insanity-ayurvedic-understanding-management

(108) Worshipping the Fire: Kama (Lust) – Paramahansa Yogananda http://worshippingthefire.blogspot.com/2009/05/kama-lust-paramahansa-yogananda.html

(109) Commentaries of the Four Authorized Vaisnava Sampradayas / Sridhara Swami's Commentary http://www.bhagavad-gita.org/Gita/verse-03-37.html

(110) https://en.wikipedia.org/wiki/Arishadvargas

(111) Commentary by Sri A. C. Bhaktivedanta Swami Prabhupada of Gaudiya Sampradaya: https://www.bhagavad-gita.us/bhagavad-gita-18-73/

(112) http://www.yoga-vidya.de/de/artikel/sivananda/bezwingung_eifersucht.htmlund https://www.yoga-vidya.de/yoga-buch/sivananda/samadhi-yoga/kapitel-v-negative-eigenschaften/4-hass-und-eifersucht/

(113) http://www.der-innere-weg.de/der-innere-weg/schatztruhe/achte-auf-deine-gedanken/ (mit folgendem Hinweis: Weisheit aus unbekannter Quelle; Charles Reade hat zu seiner Verbreitung verholfen; wird einem Sprichwort aus China zugeschrieben – oft auch fälschlicherweise dem Talmud)

(114) http://www.ramakrishna.de/vedanta/bhagavad-gita16.php

(115) Ayurvedic Management of Manic-Depressive Disorder, Dr. L. Mahadevan B. A. M. S., M. D. Dr. Y. Mahadeva Iyer's Hospital, Tamil Nadu, Indien

(116) https://www.yoga.de/site/assets/files/1441/yoga_in_praevention_und_therapie_5-2015.pdf

(117) Diversifizierte Verwendungen von Kuhurin, veröffentlicht im International Journal of Pharmacy and Pharmaceutical Sciences Vol. 6, Issue 3, 2014, ISSN 0975-1491

(118) Ayurvedic management of Manic-Depressive disorder (Script), Dr. L. Mahadevan B. A. M. S., M. D., Dr. Y. Mahadeva Iyer's Sri Sarada Ayurvedic Hospital, Derisanamcope, Tamil Nadu, India

(119) https://www.yoga.de/site/assets/files/1441/yoga_in_praevention_und_therapie_5-2015.pdf

(120) David Frawley, Yoga & Ayurveda, Self-Healing and Self-Realization, S.

172/173, Lotus Press, P. O. Nox 325, Twin Lakes, Wisconsin 53181, ISBN 0-9-81-014955

(121) L. Annaeus Seneca, De brevitate vitae – Von der Kürze des Lebens: Lateinisch /Deutsch übersetzt und herausgegeben von Marion Giebel, Reclam 2008, S. 55 ff., ISBN 978-3-15-018545-2

(122) Sivananda Ethics of the Gita, S. 42

(123) David Frawley (Vāmadeva Śāstrī), Yoga und Ayurveda, Self-Healing and Self-Realization, Lotus Press, Wisconsin, 1999, ISBN 0-914955-81-0

(124) Sukadev Volker Bretz, Die Yogaweisheit des Patanjali für Menschen von heute, 3. Auflage 2008, Verlag Via Nova, ISBN 978-3-928632-81-2

(125) David Frawley, Vom Geist des Ayurveda, ebenda S. 238

(126) Dr. Mangalagowri V. Rao, The Essence of Yoga, Chaukhambha Orientalia, Varanasi, First Edition 2011, S. 212, ISBN 978-81-7637-250-3

(127) The Sivananda Yoga Training Manual, Sivananda Yoga Vedanta Centre, 1991, 673, 8th Avenue, Val Morin, Quebec, Canada, JOT 2RO

(128) William J. Broad, The Science of Yoga, The Risks and the Rewards. Aus dem Amerikanischen von Maren Klostermann, Herder GmbH, Freiburg im Breisgau, 2013, S. 161 ff., ISBN 978-3-451-30685-3

(129) William J. Broad, The Science of Yoga, ebenda, S. 117

(130) William J. Broad, ebenda, S. 167

(131) Ethics of the Bhagavadgita, Swami Sivananda, The Divine Life Society, P. O. Shivanandanagar 249 192, Ditt. Tehri-Garhwal, U. P. Himalayas, India, 1995, S. 26, ISBN81-7052-099-1

(132) Ethics of the Bhagavadgita, Swami Sivananda, ebenda, S. 102

(133) Ethics of the Bhagavadgita, Swami Sivananda, ebenda, S. 173

(134) Swami Sivananda, Die Kraft der Gedanken, Mangalam Books, Sivananda Yoga Vedanta Zentrum München, 2003, S. 28, ISBN 3-922477-09-7

(135) Koshelya Walli, The Conception of Ahimsa in Indian Thought, Varanasi 1974, S. XXII–XLVII; William Borman, Gandhi and Non-Violence, Albany 1986, S. 11

(136) David Frawley, Yoga & Ayurveda, Self-Healing and Self-Realization, S. 172/173, Lotus Press, P. O. Nox 325, Twin Lakes, Wisconsin 53181, ISBN 0-9-81-014955

(137) Yogananda, Paramahansa, Der Yoga der Bhagavadgita. Eine Einführung in die universale indische Wissenschaft der Gottverwirklichung, Self Realization Fellowship, 2008 , S. 224, ISBN 978-0-87612-034-7

(138) https://www.ananda.org/yogapedia/ahimsa/a b The Art and Science of Raja Yoga, Swami Kriyananda. Step 4, »Yama«

(139) https://www.mindbodygreen.com/0-4954/What-Does-Ahimsa-Really-Mean.html

(140) https://yoga-cara.de/wp-content/uploads/Der-Achtgliedrige-Pfad.pdf

(141) William Arntz, Betsy Chasse, Mark Vicente, Bleep. An der Schnittstelle von Spiritualität und Wissenschaft, VAK Verlags GmbH, Kirchzarten, 3. Auflage 2006 ISBN 13-978-3-935767-84-2

(142) William Arntz, Betsy Chasse, Mark Vicente, Bleep, ebenda

(143) http://www.alexandrafranzen.com/2013/03/15/how-to-practice-asteya/

(144) Caraka Samhitā (Text with English Translation), P. V. Sharma, Chaukhambha Orientalia, Varanasi, India, 2007, Volume I, Section on Fundamentals, Chapter I, 54, ISBN81-7637-012-6

(145) Jack Hawley, Bhagavadgita: Der Gesang Gottes, ebenda

(146) Matthäus 5,27/28

(147) Jack Hawley, Bhagavadgita: Der Gesang Gottes, ebenda, S. 209

(148) R. K. Sharma (1999), Indian Society, Institutions and Change, ISBN 978-8171566655, S. 28

(149) Georg Feuerstein, The Encyclopedia of Yoga and Tantra, Shambhala Publications, ISBN 978-1590308790, 2011, S. 76, und W. J. Johnson (2009), The chaste and celibate state of a student of the Veda, Oxford Dictionary of Hinduism, Oxford University Press, ISBN 978-2713223273, S. 62

(150) Bhagavadgita 13,7, Kommentar von Swami Sivananda. In: The Bhagavad Gita, Eleventh edition 2003, The Divine Life Trust Society, published and printed by Swami Jivanmuktananda at the Yoga-Vedanta Forest Academy Press, P. O. Shivanandanagar, Distt. Tehri-Garhwhal, Uttaranchal, Himalayas, India, ISBN 81-7052-000-2

(151) Jack Hawley, Bhagavadgita: Der Gesang Gottes. Eine zeitgemäße Version für westliche Leser, Kapitel XII, Vers 12, S. 160. Aus dem Amerikanischen von Peter Kobbe, Goldmann Arkana, 4. Auflage 2002, ISBN 978-3-442-21607-9

(152) Bhagavadgita: Der Gesang Gottes, ebenda, Kapitel XII, Vers 8, S. 159

(153) Weisheit aus unbekannter Quelle; Charles Reade hat zu seiner Verbreitung verholfen; wird einem Sprichwort aus China (oft auch fälschlicherweise dem Talmud) zugeschrieben

(154) Dr. K.V. Dilipkumar, Clincal Yoga & Ayurveda, The Chaukamba Ayurvijnan Studies S. 112, 2010, Publishers: Chaukamba Sanskrit Pratishthan, 38 U. A. Bungalow Road, Jawahar Nagar, Delhi 11007

[155] Bhagavadgita 13,7, Kommentar von Swami Sivananda. In: The Bhagavad Gita, Eleventh edition 2003, The Divine Life Trust Society, published and printed by Swami Jivanmuktananda at the Yoga-Vedanta Forest Academy Press, P. O. Shivanandanagar, Distt. Tehri-Garhwhal, Uttaranchal, Himalayas, India, ISBN 81-7052-000-2

[156] Bhagavadgita, Der Gesang Gottes, ebenda, Kapitel II, 56, 57, S. 53 und Kapitel XII, Vers 8

[157] Thich Nhat Hanh, Das Herz von Buddhas Lehre: Leiden verwandeln – die Praxis des glücklichen Lebens, Verlag Herder, 8. Auflage 2016, ISBN 978-3-451-05412-9

[158] Seneca, De brevitate vitae – Von der Kürze des Lebens, übersetzt und herausgegeben von Marion Giebel, Reclams Universalbibliothek Nr. 18545, 2008, ISBN 978-3-15-018545-2

[159] David Dilmaghani, Nassima Sahraoui, Kleine Philosophie der Faulheit, Fischer Verlag, ISBN 978-3-596-90496-9

[160] https://de.wikipedia.org/wiki/Ethik

[161] https://www.lifeandlove.de/bruce-lipton-intelligente-zellen.htm

[162] Rabindranath Tagore, 1861–1941;Indische Weisheiten für jeden Tag,2011 (Fischer Klassik, Axel Monte, Herausgeber, Übersetzer)

[163] The Ending of Time: Where Philosophy and Physics Meet , J.Krisnamurti & David Bohm, 2014, Imprint HarperOne, ISBN:9780062360977; ISBN 10:0062360973

Über den Autor

Klaus-Rupprecht Wasmuht,* 10.April 1941 in Dortmund, Abitur 1962 am Humboldt Gymnasium, Dortmund. Anschließend halbjährige Studienreise durch Südamerika. Erste Kontakte mit Heilmethoden von Naturvölkern, insbesondere Schamanentum der Bororo Indianer am Rio Jauqoara, Mato Grosso, Brasilien.

1962 – 1964 Militärdienstzeit bei der Sanitätstruppe der Bundeswehr, unter anderem im Chirurgischen Lazarett, Koblenz und in der Sanitätsakademie, München. Ausbildung in erster Hilfe und Krankenpflege. Abschluss mit dem Dienstgrad Leutnant der Reserve, nach weiteren Wehrübungen im Chirurgischen Lazarett mit dem Dienstgrad Oberleutnant der Reserve.

1964 – 1966 Privatunterricht zur Ausbildung als Heilpraktiker bei Otto Riede, München mit Abschluss und Erhalt der Bestallungsurkunde von der Gesundheitsbehörde der Landeshauptstadt München.

1964 – 1968 Studium der Betriebswirtschaft an der Maximilians Universität München und Wilhelms Universität in Münster mit Abschluss als Diplom-Kaufmann

1969 – 1973 wissenschaftlicher Mitarbeiter an der Ruhr Universität Bochum; verheiratet, Vater von vier Kindern.

1974 – 1980 Klöckner &Co. KGaA, Duisburg, zunächst als Assistent Direktion Finanzen,

Goldmedaille mit der Mannschaft Klöckner &Co bei dem Deutschen Unternehmensplanspiel 1975, Veranstalter: Universitätsseminar Köln und die Wirtschaftszeitung Handelsblatt.

1980 – 1992 Geschäftsführer der englischen Tochterfirma von Klöckner &Co Howard E Perry& Co Ltd, England, zuständig für den Bereich Finanzen, EDV und Verwaltung, 1991 zusätzlich Hauptgeschäftsführer der Tochtergesellschaft Hughes &Spencer Ltd., Stourbridge, England.

Mehrjähriger Vorsitzender des Wirtschafts- und Steuerausschusses der National Association of Steel Stockholders (NASS), Birmingham.

1992 Selbständig als Hauptgeschäftsführer und Mitbegründer der Software Firma ProMet Systems Ltd.

Seit 2003 wieder heilberufliche Zuwendung, wie ehrenamtliche Tätigkeit innerhalb MIND, einer Organisation für die Betreuung und Beratung von Menschen mit Geisteskrankheiten, wie Schizophrenie, Depressionen und anderen assoziierten Krankheiten.

Seit 2004 in jährlicher Folge mehrwöchige Aus- und Weiterbildung in authentischen ayurvedischen Heilanwendungen in Südindien, sowie Einführung in Sanathana Sai Sanjeevini, eine besondere Art spiritueller Heilung, durch Sri C.R.Shastri, Chennai, Tamil Nadu, Indien.

Gegenwärtig: Leitung der Ayurveda und Naturheilpraxis Lübeck und als Referent und Seminarleiter im Bundesverband „Freie Heilpraktiker e.V. Berufs- und Fachverband" tätig.